essentials

Essentials liefern aktuelles Wissen in konzentrierter Form. Die Essenz dessen, worauf es als „State-of-the-Art" in der gegenwärtigen Fachdiskussion oder in der Praxis ankommt. Essentials informieren schnell, unkompliziert und verständlich.

- als Einführung in ein aktuelles Thema aus Ihrem Fachgebiet
- als Einstieg in ein für Sie noch unbekanntes Themenfeld
- als Einblick, um zum Thema mitreden zu können.

Die Bücher in elektronischer und gedruckter Form bringen das Expertenwissen von Springer-Fachautoren kompakt zur Darstellung. Sie sind besonders für die Nutzung als eBook auf Tablet-PCs, eBook-Readern und Smartphones geeignet.

Essentials: Wissensbausteine aus Wirtschaft und Gesellschaft, Medizin, Psychologie und Gesundheitsberufen, Technik und Naturwissenschaften. Von renommierten Autoren der Verlagsmarken Springer Gabler, Springer VS, Springer Medizin, Springer Spektrum, Springer Vieweg und Springer Psychologie.

Angelika Amend

Ein Leben in Balance

Ganzheitliche Einführung in
die Gesundheit von Körper,
Seele und Geist

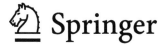

Angelika Amend
Rickenbach
Deutschland

Unter Mitarbeit von Gabriele Pässler, Görwihl, www.g-paessler.de

ISSN 2197-6708   ISSN 2197-6716 (electronic)
essentials
ISBN 978-3-658-08445-5   ISBN 978-3-658-08446-2 (eBook)
DOI 10.1007/978-3-658-08446-2

Die Deutsche Nationalbibliothek verzeichnet diese Publikation in der Deutschen Nationalbibliografie; detaillierte bibliografische Daten sind im Internet über http://dnb.d-nb.de abrufbar.

Springer

Gedruckt auf säurefreiem und chlorfrei gebleichtem Papier

Springer Fachmedien Wiesbaden ist Teil der Fachverlagsgruppe Springer Science+Business Media (www.springer.com)

Vorwort

Ganzheitliche Gesundheit wird immer mehr zum Thema. In unserer hektischen Welt sehnen wir uns immer mehr nach einer ausgeglichenen Lebensweise. Gleichzeitig fällt es uns immer schwerer, dieses Ziel zu erreichen: ein Leben in Balance. Was versteht man unter einem Leben in Harmonie? Was hindert uns daran, was steht dem entgegen? In diesem Essential finden Sie Tipps und Empfehlungen dazu.

Was ich in meinem Berufs- und Privatleben erfahren und gelernt habe, möchte ich gerne weitergeben. Dabei ist mir bewusst, dass meine Sicht der Dinge subjektiv und unvollständig ist. Wenn aber auch nur ein einziger Leser etwas für sein eigenes Leben mitnehmen und umsetzen kann, wenn es nur einem einzigen Menschen weiterhilft, hat sich diese Arbeit schon gelohnt.

Angelika Amend

Einleitung: Hauptsache gesund!

Ist körperliche Gesundheit das höchste Gut unseres Lebens? Gratulieren wir jemandem zum Geburtstag, dann wünschen wir ihm „vor allem Gesundheit!", und Menschen, die uns wichtig sind, sprechen wir zu: „Hauptsache, du bleibst lange gesund!"

- Meinen wir damit wirklich nur die körperliche Gesundheit oder spielen da auch andere Ebenen mit hinein? Wir wissen ja schon seit geraumer Zeit, dass Krankheit und Gesundheit auch etwas mit unserer Seele, mit positiven oder negativen Erfahrungen zu tun haben.
- Gibt es einen Zusammenhang zwischen Körper, Seele und Geist?
- Wenn ja: Wie wirkt sich das auf unser Befinden aus?
- Und natürlich: Wie können wir durch Bewegung, Ernährung und Beziehungen unser Wohlbefinden stärken?

Das möchte ich in diesem Buch aus meiner Sicht als Sport- und Gymnastiklehrerin beleuchten.

Inhaltsverzeichnis

Gesundheit – Wunschtraum oder machbar?

1

1986 verständigten sich die Mitgliedsstaaten der WHO auf umfassende Richtlinien in der globalen Gesundheitspolitik. Der zugrundeliegende und noch heute gültige Gesundheitsbegriff lautet:

> Gesundheit ist ein Zustand vollkommenen körperlichen, geistigen und sozialen Wohlbefindens und nicht allein das Fehlen von Krankheit und Gebrechen.

Ist das ein wirklichkeitsfernes Ideal, oder gibt es das tatsächlich, dass man sich „vollkommen" wohlfühlt? Wie dem auch sei, diese Definition fand allgemeine Zustimmung.

Gesundheit ist nicht nur der Gegenpol zu Krankheit. Gesundheit ist inzwischen zu einer Industrie geworden und spielt nicht nur in der Medizin, sondern auch in Politik und Umweltschutz, Psychologie und Beziehungsfragen, Industrie und Verbraucherschutz eine wichtige Rolle – und letztlich hängt unsere Gesundheit auch eng mit dem Lebensstil zusammen, den jeder Einzelne von uns in eigener Verantwortung gewählt hat.

Jeder der genannten Bereiche hat großen Einfluss auf unsere Gesundheit; doch die Änderungen an unserem selbst gewählten Lebensstil sind wohl die effektivsten Veränderungen, die wir vornehmen können. Deshalb sollen hier vor allem die Themen Bewegung, Ernährung und Beziehungen beleuchtet werden; dabei fließen auch eigene Erfahrungen und Erkenntnisse aus Beruf und Alltag ein.

© Springer Fachmedien Wiesbaden 2015
A. Amend, *Ein Leben in Balance*, essentials, DOI 10.1007/978-3-658-08446-2_1

In aller Munde

Gesundheit kriegt man nicht im Handel,
  sondern durch den Lebenswandel!

Wer nicht jeden Tag etwas für seine Gesundheit aufbringt,
  muss eines Tages sehr viel Zeit für die Krankheit opfern!
Sebastian Kneipp

Viele Menschen opfern ihre Gesundheit,
  um viel Geld zu verdienen.
Später opfern sie ihr Geld,
  um wieder gesund zu werden.

Krankheiten befallen uns nicht aus heiterem Himmel,
  sondern entwickeln sich aus täglichen Sünden wider die Natur.
Wenn sich diese gehäuft haben,
  brechen sie unversehens hervor.
Hippokrates

Ein fröhliches Herz bringt gute Besserung,
  aber ein niedergeschlagener Geist dörrt das Gebein aus.
Salomo, Sprüche 17, 22

Die Gesundheit verliert man am leichtesten,
  wenn man darauf trinkt!

Alle diese Lebensweisheiten legen nahe, dass es zwischen Körper, Seele, Geist und dem Lebensstil einen Zusammenhang geben muss. Tatsächlich zeigen Studien, dass bis zu 80 % der physischen und emotionalen Erkrankungen in direktem Zusammenhang mit unserem Denken und Verhalten stehen (Leaf 2013).

Persönliche Erfahrung

Schon als junger Mensch war ich vom menschlichen Körper fasziniert. Durch mein Studium bekam ich mehr Einblick in dieses Wunderwerk der Schöpfung, lernte es besser kennen. Daraus entstand über die Jahre ein Verantwortungsbewusstsein meinem Körper gegenüber. Ich lernte, durch körperliche Bewegung meinen Körper zu trainieren und ihn fit zu erhalten.

Bald erkannte ich aber, dass verschiedene Komponenten ineinandergreifen müssen, um gesund zu bleiben: Ohne ausgewogene, vernünftige Ernährung kann ich im Training auf die Dauer nicht leistungsfähig bleiben. Auch meine seelische Verfassung (Stimmung) hat einen großen Einfluss auf mein Wohlbefinden. Ich kann körperlich total durchtrainiert sein, aber was hilft alle körperliche Fitness, wenn es meiner Seele schlecht geht? Und doch: Sehr oft in meinem Leben erkannte ich, dass ich seelisch belastbarer war, mehr aushalten und mich auch schneller von körperlichen Leiden erholen konnte als meine Mitmenschen.

Es gibt einen Zusammenhang, ein Wechselspiel zwischen Körper, Seele und Geist. Und wir können mitspielen, das Spiel beeinflussen!

Freiheit will gelernt sein

Gesundheit ist ein hohes Gut, jeder möchte es haben. Es hört sich provozierend, ja widersinnig an, aber: Das größte Hindernis, um Gesundheit zu erlangen und zu erhalten, sind oft wir selbst – jeder für sich. Man kann es auch auf den „inneren Schweinehund" schieben. (Gibt's den überhaupt? Vielleicht ist er nur eine Kombination von falschen Prioritäten, Überforderung und Erschöpfung, Gleichgültigkeit und Resignation? Mag schon sein.) Aber das ändert nichts an der Tatsache, dass wir uns oft selbst im Weg stehen. Denn:

Jeder von uns kann sich entscheiden, für etwas, gegen etwas. Wir haben einen freien Willen. Das ist ein herrliches Geschenk Gottes. Aber Freiheit will gelernt sein, denn Freiheit hat Folgen.

Weil wir gesund sein wollen, achten wir auf unseren Körper, nehmen seine Signale wahr und wollen möglichst viel über seine Funktionen wissen – wie sie ablaufen, was in unserem Körper vor sich geht. Wenn Teile unseres Körpers nicht mehr reibungslos funktionieren, kann man sie nicht einfach mal austauschen. Die heutige Medizin vollbringt ja enorme Wunder, aber sie kann längst nicht jedes Teil ersetzen; zudem ist unser Körper kein Auto – er muss lebenslang aktiv daran gehindert werden, transplantierte Organe abzustoßen. Also erhalten wir ihn lieber in der Zusammensetzung, die er von Natur aus hat!

Da der Alterungsprozess bereits im 23. Lebensjahr einsetzen kann, sollten wir frühzeitig lernen, verantwortungsbewusst mit uns und unserem Körper umzugehen. Hier kommt Eltern eine wichtige Rolle zu, ihr Verhalten prägt oft mehr als ihre Worte:

Ich kann meine Kinder erziehen, wie ich will,
sie machen mir doch alles nach.

Aber auch Freunde, Lehrer und Medien beeinflussen und prägen die Einstellungen des jungen Menschen und damit seinen Lebenswandel als Erwachsener – nicht nur im Umgang mit seinem Körper, sondern natürlich in allen Lebensbereichen. Denn ein Leben in Balance pflegt Körper *und* Seele, erfreut *beide* – mit Bewegung, Ernährung und Ruhe.

Unsere hektische Zeit macht es uns ja nicht einfach, die notwendige Ruhe zu finden. Von den unterschiedlichsten Seiten und Ebenen wird uns oft Druck gemacht. Hier die Bremse zu ziehen, sich abzugrenzen, ist nicht immer einfach und will gelernt sein.

Versuchen Sie es mal mit einem Tag in der Woche, oder wenigstens einem halben, den Sie von Verpflichtungen freihalten, an dem Sie nichts müssen, an dem Sie so leben können, wie es Ihnen guttut.

Unser Körper

Der Mensch ist ein wundervolles, unvorstellbar kompliziertes Wesen. Seine Daten, ganz nüchtern: Eine vom Gehirn zentral geschaltete Fabrik, Elektrowerk, Klima- & Kläranlage, Denkcomputer mit der Luxusausstattung „Liebe und Hass". Ein Wesen, dessen Organismus sich über Jahrzehnte selbst am Leben erhält und durch ständige Selbstkontrollen dafür sorgt, dass es – nahezu – reibungslos funktioniert.

Zusammensetzung: 100 Billionen mikroskopisch kleine Einzelteile, phantastisch aufeinander abgestimmt und eingespielt. In gesundem Zustand können sie sich ständig erneuern und sogar selbst reparieren. In Gang gehalten wird dieses Wunderwerk von einer faustgroßen Pumpe, dem Herzen, das 100.000 Mal am Tag schlägt und in fünf Litern Blut die Nährstoffe durch den Körper schickt. Aus täglich 20.000 L Atemluft holen sich die Lungen den notwendigen Sauerstoff. Abgase werden ausgeatmet. Normale Betriebstemperatur: 37 °C.

Aber leider: verschleißanfällig. Elektronenmikroskope können heute das Wunder Mensch mit 200.000-facher Vergrößerung fast bis in den letzten Winkel ausforschen.

Werner Gitt (2003)

Unser Körper ist wirklich ein Wunderwerk, das jeden faszinieren müsste, der sich damit befasst. Im Lauf der Menschheitsgeschichte gab es ganz unterschiedliche Herangehensweisen an den menschlichen Körper; in unserem Kulturkreis wurde er meist sehr isoliert gesehen.

Körper und Seele in der Schulmedizin

Die Erkenntnisse der Schulmedizin und die gute medizinische Versorgung in unserem Land sind wertvolle Errungenschaften; aber der menschliche Körper ist immer noch nicht zur Gänze erforscht. Unsere hochtechnisierte Wissenschaft bringt im-

© Springer Fachmedien Wiesbaden 2015
A. Amend, *Ein Leben in Balance*, essentials, DOI 10.1007/978-3-658-08446-2_2

mer wieder neue, bisweilen sensationelle Erkenntnisse hervor. Neueste Geräte der Gehirnforschung und die Quantenphysik entdecken Erstaunliches.

Leider hat die Schulmedizin über Jahrhunderte Körper und Seele fein säuberlich getrennt – der Mensch wurde nicht mehr als Ganzes betrachtet und behandelt; nur sein Körper wurde beachtet, die Seele aber weithin ausgeklammert.

Im Gegenzug entstanden alternative Heilmethoden. Die Alternativmedizin schrieb sich die „Ganzheitlichkeit" bei der Behandlung des Patienten auf die Fahnen. Verständlich, dass Menschen zunehmend dort Hilfe suchen.

Kann sie halten, was sie verspricht? Oder gibt es auch hier „unerwünschte Nebenwirkungen", vielleicht im seelischen Bereich?

Körper und Seele in den Religionen

In manchen Religionen wird der Körper nicht so beachtet, wie es ihm eigentlich zustehen würde. Ein Beispiel ist der traditionelle christliche Glaube, die Religion des „christlichen Abendlands", dem „Leibfeindlichkeit" vorgeworfen wird. Nicht zu Unrecht; das ist zu einem erheblichen Teil den griechischen Einflüssen zuzuschreiben, denen das frühe Christentum ausgesetzt war – einerseits die Überbetonung des Körpers, andererseits die masochistischen Tendenzen der Stoiker und den Realitätsbegriff Platons und der Gnosis.

Diese Einflüsse schafften es über viele Jahrhunderte hinweg, das Körperverständnis der Bibel zu verwischen; aus dem Dreiklang von Körper, Seele und Geist wurde eine scharfe Dreiteilung, in der dem Geist die weitaus größte Wertigkeit zugemessen wurde. Die Folge war eine Vernachlässigung des Körpers, was aber nicht der Lehre der Bibel entspricht.

Persönliche Erfahrung

Den Einfluss des griechischen Körperkultes erlebte ich sehr intensiv während meines Sportstudiums. Schon sehr früh erkannte ich, wie wertvoll mein Körper ist, und ich setzte alles daran, ihn bis zum letzten Muskel optimal zu trainieren. Ich eiferte dem griechischen Vorbild des wohlgestalteten Adonis-Körpers nach.

Körper und Seele – beides ist wichtig

Sorge für deinen Körper,
     als ob du ewig leben würdest,
     und sorge für deine Seele,
     als ob du morgen sterben müsstest!

Körpergefühl – die Kunst, in meinem Körper zu leben

Jeder Mensch hat von Kind auf ein Körpergefühl. Mit unseren Sinnen nehmen wir unser Umfeld und uns selbst wahr. Wir stehen in Beziehung zur Natur, zu anderen Menschen und zu uns selbst. Wir sind für Beziehung geschaffen, wir empfinden, wir fühlen.

Wer sich in seinem Körper wohlfühlt, ihn angenommen hat, der hat eine ganz andere Ausstrahlung, ein anderes Auftreten. Selbstwertgefühl und Verhalten verändern sich positiv. Wie wir mit uns selbst umgehen, das wirkt sich aber auch auf unsere Mitmenschen und unser Umfeld aus – eine angenehme Nebenwirkung, wenn man sich in seiner Haut wohlfühlt.

Eine gesunde Beziehung zu unserem Körper zu haben, ist eine Lebenskunst. Es ist eine Kunst, sich in seinem Körper zu Hause zu fühlen; sie besteht darin, ihn nicht einfach zu gebrauchen, sondern ihn zu bewohnen. Es gilt, ihn zu entdecken, wahrzunehmen, zu beachten, mit ihm vertraut zu werden.

Dafür ist es sehr hilfreich, sich mit der Anatomie und Physiologie des Körpers auseinanderzusetzen. Leider erleben wir unseren Körper oft erst dann bewusst, wenn Schmerzen oder Krankheit auftreten. Kennen wir aber die Bedürfnisse unseres Körpers und wissen wir, wie er funktioniert, können wir Schmerz, Verletzungen und Krankheiten vorbeugen und verringern. Wer gelernt hat, auf die Signale seines Körpers zu hören und seine Botschaften zu verstehen, dem fällt es leichter, mit seinem Körper achtsam und pfleglich umzugehen.

Einen kleinen Einblick in den phantastischen Aufbau des Körpers gewährt unser Herz:

> Das Herz – mehr als eine Pumpe mit technischem Pfiff
> Wussten Sie, dass das menschliche Herz 100.000 Mal an einem Tag schlägt und somit 2,5 Mrd. Mal in 70 Jahren? Dabei hätte es einen Wolkenkratzer mit Blut malisic füllen können. In einem dicht verzweigten Netz von 2500 km Arterien, Venen und Kapillaren – das ist immerhin die Strecke von Paris nach Moskau – strömt das Blut durch unseren Körper...
> Als *Schlagvolumen* ist die Menge des pro Herzschlag ausgeworfenen Blutvolumens einer Herzkammer definiert (beim erwachsenen Menschen in Ruhe etwa 70 cm^3). Bei 70 Schlägen pro Minute beträgt somit die tägliche Fördermenge 7000 L, und das entspricht immerhin 40 gefüllten Badewannen.
> Werner Gitt (2003, S. 49)

Zwischen Leibfeindlichkeit und Narzissmus

Es gibt ganz unterschiedliche Gründe, warum wir uns bewegen und Sport treiben. Man kann sich zu wenig bewegen, und man kann es übertreiben. Wie so oft kommt es auch hier auf das richtige Maß an.

Das eine Extrem: Leibfeindlichkeit

Manche Menschen weigern sich strikt, etwas für ihren Körper zu tun, für Fitness, für gutes Aussehen, für mehr Wohlbefinden. Hier gilt es zunächst, diese „Brille" abzusetzen und herauszufinden, woher dieses Denken kommt. Gab es irgendwelche negativen Schlüsselerlebnisse? Vielleicht im Sportunterricht? Durch sexuellen Missbrauch in der Kindheit? Schlafentzug? Familiäre Muster des Raubbaus am Körper durch extremes Arbeiten, übermäßiges Essen, stoffgebundene Süchte? Oder zeigen sich noch Auswirkungen der ideologischen Prägung in der ersten Hälfte des letzten Jahrhunderts, die unsere Eltern und Großeltern erfuhren (längst nicht alle wider Willen)?

Oder sind es gedankliche Festlegungen, die zur Leibfeindlichkeit führten? „Ich bin ein Tollpatsch!" – „Ich habe zwei linke Hände!" – „Sport ist Mord!" – „Auf mich kommt es nicht an." – „Ich schaffe es sowieso nicht."

Das andere Extrem: Übermäßige Beschäftigung mit dem eigenen Körper, narzisstische Körperkultur

Bei diesem Extremverhalten wird der Körper zum Götzen, und auch in diesem Fall sollte die Motivation unter die Lupe genommen werden: Warum gehe ich ins Fitness-Studio? Warum verbringe ich so viel Zeit im Beauty-Center? Weshalb führe ich gerade diese Sportart aus? Was will ich damit erreichen? Und was habe ich dann davon?

Persönliche Erfahrung

Als ich etwa Mitte zwanzig war, hatte ich für meine sportlichen Aktivitäten oft zwei Motivationen. Einerseits strebte ich nach dem griechischen Idealbild des Körpers. Gleichzeitig machte ich aber auch einige schwierige Krisen durch, und das tägliche Training war für mich ein Ventil, den ganzen Frust zu verarbeiten, mir Luft zu machen. Dabei merkte ich oft nicht, dass ich meinem Körper zu viel zumutete, und das war der Gesundheit meines Körpers nicht zuträglich. Man könnte sagen, dass ich damals meinen Körper missbraucht habe.

Grenzen und Einschränkungen des Körpers kennenlernen

Das Leben besteht nicht ausschließlich aus völliger Harmonie, absoluter Gesundheit und ununterbrochenem Wohlbefinden. Von dieser Illusion sollten wir uns verabschieden.

Um Konflikte auszuhalten und zu lösen, Gesundheit wiederherzustellen und wieder zum Wohlbefinden zu gelangen, müssen wir eine Mitte finden und dort verweilen. Dieser Prozess des Findens ist bei jedem individuell. Ein neuer Zugang zum eigenen Körper zu finden, das ist ein Wagnis, es bedeutet auszuprobieren und auszuloten. Auf diesem Weg gibt es viel zu entdecken; wir lernen uns selbst in verschiedenen Bereichen und auf mehreren Ebenen besser kennen. Körperliche Einschränkungen und Handicaps stellen in diesem Prozess natürlich eine besondere Herausforderung dar.

Persönliche Erfahrung

In meiner langjährigen beruflichen Tätigkeit musste ich oft Unterricht halten, auch wenn ich mich nicht gut fühlte. Oft hatte ich aufgrund von Verletzungen oder Erkrankung körperliche Schmerzen. So manches Mal waren es auch „psychische Schmerzen", weshalb ich mich lieber auf die Couch oder gleich ins Bett gelegt hätte. Aber wenn man selbstständig ist, geht das oft nicht. Da muss man „auf der Matte stehen" – als Sport- und Gymnastiklehrerin im wahrsten Sinne des Wortes.

Dabei habe ich viel gelernt. Die Bewegung tat meiner Psyche gut, deshalb fühlte ich mich hinterher meistens besser. Auch bei körperlichen Beschwerden verspüre ich nach dem Unterricht meistens eine Linderung – dies aber nur, wenn ich nicht (wie früher so oft) über das erträgliche Maß an Schmerzen hinausgehe.

Mit den Jahren habe ich gelernt, die Signale meines Körpers immer besser zu verstehen. Ich bin sensibler geworden, sowohl im Umgang mit meinem Körper als auch auf der emotionalen Ebene – und, wen wundert es, auch für die Bedürfnisse und Nöte meiner Mitmenschen. Immer mehr wird mir bewusst, welche enorme Auswirkung mein Denken und mein Gefühlsleben auf meinen Körper und damit auf meine Gesundheit haben.

Bewegung

3

Es gibt Sportskanonen, die
jagen
den falschen Gelegenheiten hinterher,
ringen
jeden Tag um ihre Existenz,
boxen
sich gerade so durch's Leben,
rennen
ihren verpassten Chancen hinterher,
schwimmen
ständig gegen den Strom,
wandern
von einer Gelegenheit zur andern,
schießen
oft übers Ziel hinaus,
segeln fast immer gegen den Wind,
reiten
auf zu hohem Ross,
werfen
oftmals alles in die Waagschale,
laufen
sich die Hacken ab,
fliegen
bei manchen Gelegenheiten auf die Schnauze,
springen
dafür manchmal im Dreieck, und
fahren
dabei aus der Haut,
… und dann wissen sie nicht, was sie da sollen!
Willy Meurer, geb. 1934

© Springer Fachmedien Wiesbaden 2015
A. Amend, *Ein Leben in Balance,* essentials, DOI 10.1007/978-3-658-08446-2_3

Sport macht gesund! Oder frühinvalid?

Am Thema Sport scheiden sich die Geister.

- Für den Soziologen ist er „die schönste Nebensache der Welt".
- Früher definierte man Sport als „zweckfreies lustbetontes Tun".
- Sport sollte die Wehrfähigkeit erhöhen oder aber die Lust am Krieg in friedlichere Bahnen lenken.
- Der Biologe sagt, er sei „eine Notwendigkeit für den menschlichen Organismus".
- Für manche wirkt Sport wie eine Droge und wird deswegen ganz gezielt angewendet.
- Andere empfinden ihn als Schwerarbeit, als Energie- und Zeitverschwendung oder gar als gnadenlose Elimination des Schwächeren.
- Für manchen Zeitgenossen ist es schon Bewegung, vor dem Fernseher die Beine hochzulegen oder Münzen in den Zigarettenautomaten zu werfen!

Die Mediziner sind sich einig:

- Bewegungsmangel ist der größte Risikofaktor für koronare Herzkrankheiten (mit Endstation Herzinfarkt). Nikotin hat lange nicht eine solche Auswirkung auf unser Herz-/Kreislaufsystem. Gert von Kunhardt hat es recht drastisch auf den Punkt gebracht: „Rauchen ist gesünder als sich nicht zu bewegen."
- Bewegungsmangel ist oft verantwortlich für einen zu hohen Blutdruck.
- Erhöhte Cholesterinwerte können in mangelnder Bewegung ihre Ursache haben.
- Sitzender Lebensstil ist verantwortlich für ein Drittel aller Todesfälle durch Herzkrankheiten, Dickdarmkrebs oder Diabetes.

Dieses Wissen sollte genügen, um sich
gern und möglichst oft
Bewegung zu gönnen!

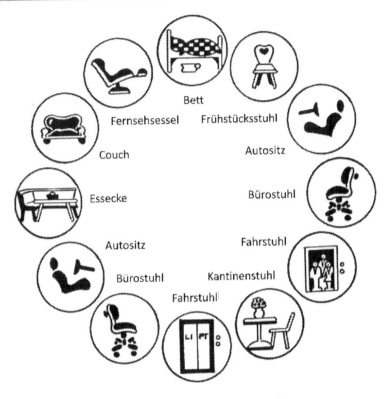

Bett

Fernsehsessel　　Frühstücksstuhl

Couch　　　　　　　Autositz

Essecke　　　　　　Bürostuhl

Autositz　　　　　　Fahrstuhl

Bürostuhl　　　Kantinenstuhl

Fahrstuhl

Sieht so Ihr Tagesablauf aus?

Wenn auch Sie nur noch im Fahrstuhl stehen (eine interessante Wortkonstellation, nicht wahr?) und ansonsten Ihre Füße ausschließlich nutzen, um auf möglichst kurzem Weg von der einen Sitzgelegenheit zur nächsten zu gelangen, dann sollten Sie wirklich eine Veränderung vornehmen. Bitte mit Maß – Sport kann Ihrem Leben keinen Sinn verleihen, aber absolute Abstinenz ist auch nicht sinnvoll. Machen Sie keinen Glaubenskrieg daraus. Aber der Mensch braucht Bewegung, und Bewegung macht Spaß, solange sie nicht ausartet.

　　Schon die kleinen Kinder machen es uns vor, eigentlich könnten wir von ihnen lernen: Babys strampeln, Kinder laufen und hüpfen, klettern und rennen. Der Mensch ist zum Bewegen gemacht. Aber leider gilt auch hier oft, wie es so schön heißt: „Der Geist ist willig, aber das Fleisch ist schwach." Darf man sagen, faul?

Unser „innerer Schweinehund" ist in diesen Angelegenheiten leider meist sehr schnell „bei Fuß". Aber Sie können ihn in die Schranken weisen bzw. ihm Beine machen:

- Machen Sie sich bewusst und erleben Sie bewusst, wie gut es Ihnen tut, sich zu bewegen. Halten Sie sich vor Augen, wie Sie von Bewegung profitieren können.
- Verknüpfen Sie Ihre Aktivitäten mit Mehrfachnutzen oder angenehmen Nebenwirkungen – manche Gespräche lassen sich auf einem Spaziergang sogar besser führen als auf dem Sofa. Genießen Sie den frischen Wind, den Blick in die Natur, die Bäume, Wolken, Vögel und Blumen. Oder die spielenden Kinder im Park.
- In einer Sport- oder Gymnastikgruppe kann man zwanglos und unverbindlich neue Leute kennenlernen. Auch wenn Sie schon seit Jahrzehnten im Dorf wohnen – es zieht immer wieder mal jemand her.
- Für alle, die Zeitverschwendung aller Art von Herzensgrund hassen: Ein „Alleingang" fällt leichter, wenn man sich dabei etwas Interessantes (oder Wichtiges) anhört. Dank moderner Technik kein Problem.
- Wie könnten Sie sich in Ihrer Wohnung bewegen, auf dem Balkon, beim Fernsehen, beim Bügeln, auch bei Regen und Dunkelheit? (Ja, es gibt Laufbänder, die brauchen weniger Platz als ein Sessel.)
- Haben Sie eine Lieblings-CD, die Ihnen „Beine machen" könnte? Oder versuchen Sie mal, sich im Takt der Radiomusik anzuziehen.
- Oder würde es Ihnen gedanklich helfen, wenn Ihr Heimtrainer einen Akku laden könnte? Falls Sie technisch begabt sind: Fast jeder hat heutzutage Solarzellen auf dem Dach; warum nicht auch sozusagen mit dem eigenen Leibe „erneuerbare Energien" produzieren?
- Probieren Sie aus, mal dies, mal jenes, bis Sie etwas gefunden haben, das Ihnen so viel Spaß macht, dass Sie es nicht mehr missen möchten.

Wer rastet, der rostet. Körperliche Aktivität ist bis ins hohe Alter notwendig und machbar, wenn es unsere Gesundheit zulässt.

Wie schon erwähnt, beginnt unser Alterungsprozess ab dem 23. Lebensjahr. Im höheren Alter beschleunigt sich der Muskelabbau, Stoffwechselabläufe werden langsamer. Mit Bewegung kann man beiden Entwicklungen effektiv entgegenwirken.

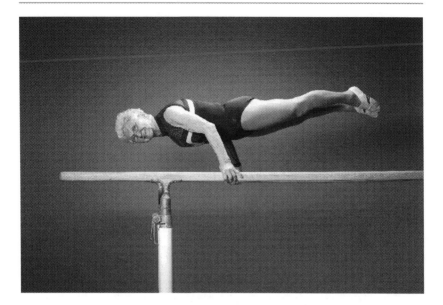

Schwungvoll: Johanna Quaas turnt auf ihrem Lieblingsgerät, dem Barren.[1] Ein Leben ohne Sport kann sich die 87-Jährige nicht vorstellen.

Was vermag Sport, was bringt er?

Sport bzw. Bewegung kann das Risiko vermindern, an folgenden Krankheiten zu erkranken:

• Herzinfarkt
• Diabetes
• Dickdarmkrebs
• Osteoporose
• Übergewicht (Adipositas)
• banale Infekte
• Haltungsschäden
• Rückenprobleme
• depressive Verstimmungen

---

[1] Foto: http://zwischenklappundlehnstuhl.files.wordpress.com/2012/09/johanna-quaas_.jpg. Zugegriffen: 23. September 2014.

Sport kann präventiv wirken und eingesetzt werden bei:

*   ADHS
*   Gewaltprävention
*   Verletzungen
*   nach Operationen
*   Gelenkproblemen
*   Muskelschwäche

Fassen wir zusammen:

*   Sport bzw. Bewegung hilft, Stress abzubauen.
*   Ein trainierter Mensch ist auf allen Ebenen belastbarer, er kann besser entspannen und sich schneller regenerieren.
*   Die Wahl der geeigneten Bewegungsart ist abhängig vom Alter, vor allem aber von den persönlichen Neigungen.
*   Wählen Sie eine Sportart, bei der sowohl Kraft und Ausdauer als auch Beweglichkeit und Koordination geschult werden. (Hier ist besonders die funktionelle Ganzkörpergymnastik zu empfehlen.)
*   Grundsätzlich gilt: Wenig ist besser als nichts. Schon täglich 30 min Aktivität nützen dem Herzen; zu Beginn können sie aufgeteilt werden in drei Mal zehn Minuten.

Professor Dr. med. Uwe Tegtbur, Direktor des Instituts für Sportmedizin der Medizinischen Hochschule Hannover, berichtete im Herbst 2013 in einem Interview mit Jörg Blume:

*   In letzter Zeit wird zunehmend erkannt, dass Sport auch für die Therapie von Krankheiten hilfreich ist; dabei werden immer neue Wirkmechanismen entdeckt.
*   Moderates Ausdauertraining erhöht die Verfügbarkeit von freiem Tryptophan in der Behandlung von Depressionen.
*   Trainingsbedingte Vergrößerung von Herzvolumen verbessert die Endothelfunktion, die Zellalterung kann verzögert werden.
*   Ausdauertraining reduziert den oxidativen Stress und vermindert erheblich das oxidierte LDL-Cholesterin.
*   Bewegung bewirkt die Senkung von Blutzucker, Insulin oder Blutdruck.

Schwerpunkte des Instituts für Sportmedizin an der Medizinischen Hochschule Hannover seien zurzeit 1) ambulante Sportprogramme für Patienten mit chroni-

schen Erkrankungen von Krebs, Herz, Lunge, Bewegungsapparat, nach Transplan-
tation, mit Kunstherz, 2) Angebote zur Erhöhung der Mitarbeitergesundheit und
Steigerung der Arbeitsfähigkeit und 3) die Spitzensportbetreuung.
Insgesamt ließe sich sagen:

> Sportlich aktive Menschen leben länger.
> Das gilt sowohl für Menschen
> mit gesundheitsorientiertem Fitnesstraining
> als auch für Hochleistungssportler (Tegtbur 2014).

Unbewegte Kindheit

Bei Kindern hat körperliche Inaktivität dramatische Folgen:

* Den Muskeln und Organsystemen fehlen oft die für eine normale Entwicklung
  erforderlichen regelmäßigen Reize.
* Knochendichte, Muskelkraft und Ausdauer, Koordination und Leistungsfähig-
  keit vieler Organe oder des Stoffwechsels werden nicht ausreichend entwickelt.
* Die Alterung setzt früher ein.

Bewegungsmangel bei Kindern und Jugendlichen liegt nicht nur an den häufig an-
geführten Computerspielen. Immer längere Schulzeiten lassen den Sport im Verein
oft nicht mehr zu. Deshalb sollte dem schulischen Sportunterricht ein höherer Stel-
lenwert eingeräumt werden; Schul- und Gesundheitspolitik sollten hier gemeinsa-
me Ziele formulieren.

Sport als Droge

Wie überall im Leben gibt es auch auf dem Gebiet des Sports Extreme. Manche
Menschen konzentrieren sich übermäßig auf das Geistige und vernachlässigen da-
bei ihren Körper. Andere wiederum beschäftigen sich so sehr mit der Form und der
Gestaltung ihres Körpers, dass sie geistiges Wachsen und Reifen vernachlässigen.
Weder das eine noch das andere zeugt von einem Leben in Balance.
    Wie schon im Vorfeld erwähnt und anhand eigener Erfahrungen aufgezeigt,
kann Sport zur Droge werden. Jeder Mensch muss selbst herausfinden, was für ihn

gut ist und wo seine persönlichen Grenzen sind. Ein Patient nach einer Herzoperation zum Beispiel benötigt ein Ausdauertraining unter fachlicher Anleitung. Der Breitensportler muss überprüfen, wie oft er trainieren *sollte*, um seine Gesundheit zu erhalten; der Spitzensportler hingegen muss sich fragen, wie oft und intensiv er trainieren *darf*, ohne seine Gesundheit zu gefährden.

Wir trainieren, um unsere körperliche Gesundheit zu verbessern und mehr physische Energie zu erlangen, die wir dann geistigen Zielen und Themen widmen können. Haben Sie Lust bekommen? Hier sind ein paar einfache

Tipps für Einsteiger

- Sorgfältiges Aufbautraining
- Zuerst Dauer erhöhen, dann Steigerung der Intensität
- Gute Ausrüstung
- Richtige Technik, je nach Sportart (Anleitung durch einen erfahrenen Trainer, um Verletzungen und Gelenkschäden zu vermeiden)
- Abwechslung
- Nach dem Training: Stretching, Massage, Sauna
- Ausgewogene Ernährung, ausgiebig (und das Richtige) trinken

Die Minimalbewegung für Zwischendurch: Etwas zum Schmunzeln

Wasserball ist ein harter Sport, besonders für Nichtschwimmer!
Und dann war da noch der optimistische Sportler. Er wollte von Gott eine Auszeit!

Persönliche Erfahrung

Es gab Zeiten in meinem Leben, da war Sport für mich weit mehr als nur Körperertüchtigung. Sportliche Betätigung war für mich ein Ventil, um in der Zeit meiner schlimmsten Lebenskrisen Stress und Probleme zu bewältigen. Nach einiger Zeit brauchte ich das tägliche extreme Training, ob ich nun gerade in einer Krise steckte oder nicht. Der Sport war für mich zur Droge geworden.

Drogenabhängige verlieren die Gesundheit ihres Körpers völlig aus den Augen. Und auch die Seele leidet. Ein zerstörerischer Prozess läuft ab, weitab von Balance, von innerer Ruhe, Zufriedenheit und Ausgeglichenheit.

Sehr viele Sportverletzungen und Abnutzungen in Gelenken sind das Ergebnis meiner Sportsucht; bis heute leide ich unter den Folgen dieser ungesunden Zeit. Und trotzdem: Aufhören ist nicht die Lösung, das habe ich über die Jahre erkannt. Bei all den Beschwerden, die ich immer noch habe, ist Bewegung eine gute Medizin. Diese Erkenntnis möchte ich allen weitergeben, die unter ähnlichen Problemen leiden: Ein gezieltes, angepasstes Training ist das richtige Rezept. Die Sportmedizin bestätigt das zunehmend.

Aus dieser „überbewegten" Zeit habe ich aber auch einiges gelernt, das jedem für die Bewältigung des Alltags hilfreich sein kann.

So habe ich gelernt, das Ziel nicht aus den Augen zu verlieren und durchzuhalten. Oft sind die letzten Meter vor dem Ziel die härtesten. Dabei habe ich gelernt, dranzubleiben und nicht auf die Umstände zu schauen. Ich lasse mich nicht mehr abbringen von kritischen Kommentaren, negativen Äußerungen und unpassenden Ratschlägen.

Wenn ein schwieriges Ziel erreicht ist, vermittelt das ein echtes Hochgefühl und es gibt neuen Elan. Ich habe gelernt, mir etwas zuzutrauen und scheinbar unüberwindliche Grenzen zu überschreiten. Auch bei körperlichen Beschwerden verspüre ich nach dem Unterricht meistens eine Linderung – dies aber nur, wenn ich nicht (wie früher so oft) über die Schmerzgrenze hinausgehe, sondern die Schmerzen als „noch erträglich" empfinde.

Ich kann es nur wärmstens empfehlen: Bewegen Sie sich, auch wenn es wehtut. Rast' ich, so rost' ich, lautet eine alte Volksweisheit. Lassen Sie sich von Ihren Beschwerden nicht einsperren. Gönnen Sie sich trotzdem einen schönen Spaziergang mit Freunden, die Begegnungen in der Gymnastikgruppe, einen Wohnungsputz, ein Tänzchen mit Ihrem Partner. Finden Sie selbst heraus, was Ihnen guttut – Ihrem Körper und Ihrer Seele. Und an Ihrem wöchentlichen Ruhetag genießen Sie Ihre Couch, wenn das für Sie Erholung bedeutet.

Sportliches Training kann echte Lebenshilfe sein.

Ernährung, körperlich und seelisch

4

Der Mensch ist, was er isst.

Essen Sie sich gesund?!

Unter dieser Überschrift gibt Michael Weiß eine sehr gute Übersicht zum Thema gesunder Ernährung; ich habe den Artikel in dem „Umdenk Impuls Zukunfts Gestaltungs Magazin" *Z für Zukunft* Mai-Juni 2014 gefunden und gebe ihn mit freundlicher Erlaubnis zum Teil wörtlich wieder.

„Filmemacher Morgan Spurlock berichtet in dem Film ‚Super Size Me' über einen Selbstversuch. Er aß nur Mahlzeiten einer bekannten Fast-Food-Kette – einen Monat lang drei Menüs am Tag: Hamburger, Pommes frites, Salat, Shakes und Softdrinks. Das Ergebnis: Kopf- und Bauchschmerzen, Depressionen, hohe Cholesterin- und Leberwerte, dazu elf Kilo Übergewicht. Eine echte Mastkur!

Wir können uns also auch krankessen. Das machen leider viele Menschen Tag für Tag:

- literweise zuckerhaltige Getränke,
- Schinken, Speck und Würstchen,
- fetttriefende Gerichte,
- Bonbons, Eis und Schokolade.

Die Portionen werden immer größer und wir immer dicker, müder, lustloser und kränker.

© Springer Fachmedien Wiesbaden 2015
A. Amend, *Ein Leben in Balance*, essentials, DOI 10.1007/978-3-658-08446-2_4

Keine Werbepause im Fernsehen ohne Verführung zum Essen [von] Substanzen, die unser Körper nicht braucht und die uns nur krank und müde machen. [...] Die Süßwarenindustrie ist sehr erfinderisch. Jeder Deutsche verzehrt 18–20 kg Süßigkeiten im Jahr – statistisch gesehen natürlich. **Zucker** im Übermaß fördert Diabetes, Herz Kreislauf-Erkrankungen und Krebs. Er bringt das Hormonsystem durcheinander und macht fett. Ihm verdanken wir die Kleidergröße XXL und Altersdiabetes schon bei Kindern. Wollen wir das wirklich?

Sich gesund zu essen ist gar nicht so schwer. Wir müssen nur echte ‚Lebens'-Mittel zu uns nehmen, Nahrungsmittel, die noch Leben enthalten – also Nährstoffe, die wir brauchen, damit es uns nicht nur körperlich gut geht.

Kohlenhydrate

Der Mensch braucht Kohlenhydrate, aber nicht die aus Bonbons und weißem Toastbrot. Diese raffinierten, ‚einfachen' Kohlenhydrate lassen das Insulin ins Blut schießen. Die Folgen: Heißhunger und noch mehr Fett auf den Hüften.

‚Einfache' Kohlenhydrate fördern außerdem Diabetes, Herz Kreislauf-Erkrankungen und Krebs. Sie machen uns krank und lustlos.

Kohlenhydrate aus Vollkornbrot, Äpfeln, Brokkoli oder Haferflocken dagegen lassen den Insulinspiegel nicht in die Höhe schießen. [...] Ein selbst zubereitetes Müsli aus Haferflocken und Obst hält Sie deshalb länger satt und fit als ein Stapel Marmeladen-Toastbrote.

Aber nicht nur das. Lebensmittel mit komplexen Kohlenhydraten enthalten außerdem reichlich Vitamine, Mineralien, sekundäre Pflanzenstoffe, Spurenelemente, Eiweiß, gutes Fett und Ballaststoffe.

Kekse und Schokolade bestehen dagegen fast nur aus Kalorien und dickmachendem Fett.

Eiweiß – Protein

Eiweiß ist der wichtigste Baustein unseres Körpers. Wen wir Eiweiß essen, werden Zellen repariert und neue gebildet. Knochen, Muskeln und Haare wachsen, Enzyme, Hormone und Antikörper entstehen, Haut, Nägel und Bindegewebe werden erneuert.

Ohne Protein läuft in unserem Körper nichts. Deshalb müssen wir es täglich zu uns nehmen.

23 der Protein-Bausteine finden wir in unserer Nahrung, doch nur acht davon müssen wir täglich in ausreichender Menge zu uns nehmen. [...] Wer abwechslungsreich und vollwertig isst, hat eine ausreichende Proteinversorgung. [...] Nehmen wir zu wenig Eiweiß zu uns, werden wir vorzeitig alt und faltig. Unser Immunsystem macht schlapp, und unsere Muskeln werden abgebaut. [...]

Fett

Fett macht dick, sagen viele Ernährungsberater. [...] Recht haben sie damit, solange es um Speck, billige Margarine, raffinierte Öle oder Frittierfett geht. [...]

Fett macht fit, sagen Ernährungswissenschaftler. Damit meinen sie kalt gepresste Pflanzenöle [...], aus Nüssen und Getreidekeimen. Denn ungesättigte Fettsäuren (Olivenöl) oder die Omega-3-Fettsäuren (Raps- und Walnussöl) senken das schlechte LDL-Cholesterin, schützen das Herz und beugen Krebs vor. Und sie halten die Zellmembran elastisch, funktionstüchtig und jung.

Ohne Fett können wir fettlösliche Vitamine – wie die Vitamine A und E – nicht verwerten. [...] Allerdings braucht unser Körper nur etwa 6–10 g der essentiellen (lebensnotwendigen) Fettsäuren am Tag.

Vitamine und Co.

Um gesund und vital zu bleiben, brauchen wir auch Vitamine, Mineralstoffe, Spurenelemente und sekundäre Pflanzenstoffe. In einer abwechslungsreichen, vollwertigen Nahrung sind sie meist alle enthalten. Doch wir essen zu viel Weißmehlprodukte, die kaum Vitalstoffe enthalten. Salat und Gemüse sind für manche eher nur Dekoration auf dem Teller. Pudding, Schokocreme und Eis haben Obst als Nachtisch abgelöst. [...]

Essen Sie also lieber fünf Portionen Obst, Salat und Gemüse am Tag. [...] Den Unterschied werden Sie schon bald spüren, weil sie mehr Energie haben.

Wasser, Wasser, Wasser

[...] Unser Körper braucht Wasser. Er besteht zu 60 [bis 75]% daraus, unser Gehirn sogar zu 84%.

Jede Körperzelle enthält Wasser. Trinken wir zu wenig Wasser, trocknen wir aus. Schließlich verlieren wir durch Ausscheidung, Schwitzen und über den Atem viel Wasser."

Schon leichter Flüssigkeitsmangel kann den Stoffwechsel um 3 % verlangsamen und ein Versagen des Kurzzeitgedächtnisses auslösen. Trinken hingegen stärkt die Konzentrationsfähigkeit und das Gedächtnis.

Ausreichend Trinken verbessert die Verdauung, fördert die Stoffwechselfunktionen und unterstützt die Entgiftung.

Trinken – aber richtig

Mit Kohlensäure versetztes Wasser fördert die Übersäuerung des Körpers. Dabei übersäuern Süßigkeiten, Kaffee und Fleisch den Körper ohnehin schon. Kohlensäure ist deshalb überflüssig. Michael Weiß rät weiter:

„Lassen Sie aber die zucker- und koffeinhaltigen Softdrinks beim Getränkehändler. Sie sparen damit nicht nur viel Geld, Sie ersparen sich vor allem Diabetes und Übergewicht, Müdigkeit und fehlenden Schwung.

Ballaststoffe

Wer ballaststoffreiche Nahrung zu sich nimmt, leidet seltener an Herzerkrankungen und Magen-Darm-Störungen. Schon zehn Gramm mehr Ballaststoffe durch Gemüse, Nüsse, Obst und Vollkornprodukte senken das Herzinfarktrisiko um 19 %. [...] Ballaststoffe verringern das Risiko für Diabetes Typ 2 und helfen, den Cholesterinspiegel zu senken. Die Nahrung passiert den Verdauungstrakt viel schneller, der Stuhlgang ist weicher und voluminöser, und das Risiko für Darmkrebs, Divertikulitis, Hämorriden und Darmentzündungen sinkt" (Weiß 2014).

Das ist nur eine kurze Auflistung, was das umfangreiche Thema Ernährung betrifft. Es gibt dazu die unterschiedlichsten Erkenntnisse und Meinungen; ich möchte diese Aufstellung nur als Gedankenanstoß weitergeben und behaupte nicht, die absolute Wahrheit gefunden zu haben.

Grundsätzlich steht die Frage im Raum:

Esse ich, um zu leben – oder lebe ich, um zu essen?

Alte Weisheiten

Manchmal greifen auch in unserer hochzivilisierten Welt noch alte Weisheiten. Der Volksmund sagt:

Iss
   am Morgen wie ein Kaiser,
   am Mittag wie ein König und
   am Abend wie ein Bettler!

Ein reichhaltiges Frühstück gibt dem Körper eine gute Basis, um den Belastungen des Tages gewachsen zu sein. Um die verbrauchten Reserven aufzufüllen, ist am Mittag eine ausgewogene, ebenfalls reichhaltige Mahlzeit zu empfehlen. Den kleinen Hunger am Nachmittag könnte man zum Beispiel mit Obst stillen. Um den Körper für die Nacht nicht zu sehr zu belasten, ist am Abend ein kleiner Imbiss ratsam, denn im Schlaf werden einige Stoffwechselvorgänge und vor allem die Verdauungstätigkeit stark reduziert.

Auch im Buch der Bücher, der Bibel, kann man zahlreiche Anweisungen für eine gesunde Lebensweise finden. Darunter fallen Hygienebestimmungen, Verhalten bei Krankheitsfällen bis hin zu Anweisungen für den Umgang mit Alkohol. Diese „uralten" Grundsätze werden durch modernste medizinische Erkenntnisse bestätigt.

Persönliche Erfahrung

Schon als Kind hatte ich eine Abneigung gegenüber Schweinefleisch, was ich mir lange nicht erklären konnte. Mittlerweile weiß ich, dass Schweinefleisch ungesund ist. Neuere Forschungen und Erkenntnisse der Medizin haben das klar gezeigt, und auch die Bibel bestätigt das.

Und womit füttere ich meine Seele?

„Wussten Sie [...] dass jede zehnte gestellte Diagnose (9,9 %) eine psychische Krankheit oder eine Verhaltensstörung betrifft?"[1]

Wenn für meine körperliche Gesundheit so wichtig ist, was ich zu mir nehme, kann ich dann auch meiner Seele eine falsche, ungesunde „Ernährung" verpassen? Und andersherum mit dem geeigneten Input ihr etwas Gutes tun?

---

[1] „Gesundheit", in: Christliches Zeugnis 3/2001, Campus für Christus Schweiz.

„Dass Herz und Seele eine Einheit bilden, gehört zum Allgemeinwissen. Wie stark sie tatsächlich aufeinander wirken – dass Gefühle körperliche Schmerzen und sogar Herzinfarktsymptome auslösen können – das wissen nur wenige. Selbst Mediziner hielten dies lange Zeit für unmöglich. Seit René Descartes im 17. Jahrhundert die Trennung von Körper und Geist postulierte, haben Ärzte und Wissenschaftler sie lange als zwei getrennte Sphären betrachtet – und behandelt. Doch in den vergangenen Jahren zeigten Studien immer deutlicher, wie eng Körper und Psyche miteinander verbunden sind" (Hauschild und Wüstenhagen 2013).

Vermutlich gibt es auf diesem Gebiet auch deshalb zunehmend neue Erkenntnisse, weil neu entwickelte Messgeräte neue Untersuchungen und Studien ermöglichen.

Deshalb ist es sicher sinnvoll, sich Gedanken zu machen, womit wir unsere Seele „füttern": Verbringen wir unsere Abende vor dem Fernseher und schauen uns Horrorfilme an? (Dann brauchen wir uns nicht zu wundern, wenn uns Albträume plagen.) Was steht in unserem Bücherschrank?

Persönliche Erfahrung

Als Jugendliche schaute ich oft Horrorfilme an. Wenn ich dann ins Schlafzimmer ging, erwischte ich mich oft dabei, dass ich hinter die Tür schaute oder unters Bett. Das Einschlafen fiel mir schwer und ich träumte wirres Zeug.

Im nächsten Kapitel möchte ich das Zusammenspiel zwischen Körper und Seele eingehender beleuchten.

Unsere Seele

5

Tu deinem Körper Gutes,
  damit deine Seele Lust hat, darin zu wohnen!
  Teresa von Avila (1515–1582)

‚Die Seele wiegt 21 Gramm!' Das war die Schlagzeile in einer amerikanischen Zeitung im Jahr 1906, als ein Arzt die Gewichtsdifferenz zwischen lebendigen und verstorbenen Patienten maß und bei den Toten einen gewissen Gewichtsverlust feststellte. Heute lächeln wir über diese naive Vorstellung; wissen wir aber deswegen besser Bescheid, was die Seele eigentlich ist?[1]

---

[1] http://khgmarburg.wordpress.com/2011/06/08/vortragsabend-die-seele-des-menschen/.

© Springer Fachmedien Wiesbaden 2015
A. Amend, *Ein Leben in Balance,* essentials, DOI 10.1007/978-3-658-08446-2_5

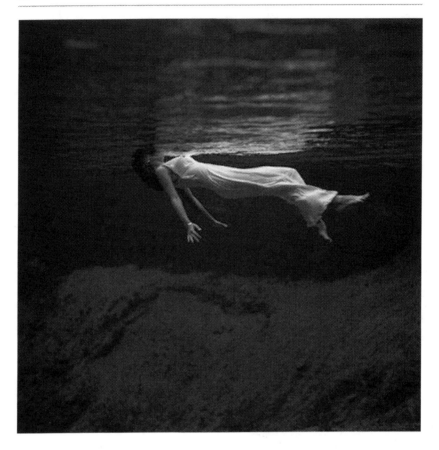

Auf die Frage „Was ist die Seele?" bietet die Suchmaschine folgende Definition an:

Die Seele verleiht dem Menschen seine Persönlichkeit. In der Person sind Seele und Leib eins. Die Seele braucht den Leib, um sich bewusst zu machen, um wahrgenommen zu werden und sich mitzuteilen. Dazu benützt sie die Sprache, die dem Menschen als einzigem Lebewesen eigen ist. Trotz vielfacher Voraussetzungen (zum Beispiel Anatomie des Kehlkopfes) ist es keinem Tier möglich, im menschlichen Sinn zu sprechen, also Erfahrungen mitzuteilen, zu argumentieren und vieles mehr. Für die menschliche Sprache sind nicht nur physiologische und anatomische Voraussetzungen nötig, sondern auch seelische. Was sind das aber für Vermögen, die dem Menschen seine Persönlichkeit geben und seine Sprache ermöglichen? (Herrmann 2014).

Der Mensch besteht aus Seele und Körper, oft wird auch der Begriff „Geist" hinzugefügt. Seele und Geist stehen im Gegensatz zum Körper; sie stellen den nichtstofflichen Teil eines Menschen dar. Den Begriff „Seele" verwendet man auch, um den sittlichen und unsterblichen Teil des Menschen zu benennen. Mit „Seele" wird die Person als solche bezeichnet. Die Seele ist der Sitz des Verlangens und der Wünsche, der Gefühle und der Gedanken.

Der „Geist" unterscheidet sich in dem Sinn von der Seele, dass er eher den „höheren" Teil des Menschen ausmacht.

Nach Erkenntnissen der Quantenphysik existiert die Seele auch nach dem Tod weiter:

> Menschen mit Nahtoderlebnissen berichten von rätselhaften Phänomenen– häufig von einem Tunnel, an dessen Ende Licht erstrahlt. Auch seriöse Forscher behaupten: Die Seele gibt es wirklich, und das unsterbliche Bewusstsein ist genauso wie Raum, Zeit und Energie ein Grundelement der Welt. [...]
>
> Einer der renommiertesten Quantenphysiker der Gegenwart, Professor Hans-Peter Dürr, ehemaliger Leiter des Max-Planck-Instituts für Physik in München, vertritt heute die Auffassung, dass der Dualismus kleinster Teilchen nicht auf die subatomare Welt beschränkt, sondern vielmehr allgegenwärtig ist. [...]
>
> Schützenhilfe hat Vorreiter Dürr unterdessen vor Kurzem von dem Heidelberger Physiker Professor Markolf H. Niemz bekommen. Dieser glaubt, dass sich nach dem Tod eines Menschen die Seele mit Lichtgeschwindigkeit verabschiedet. Niemz lehrt an der Universität Heidelberg Medizintechnik. Daneben beschäftigt er sich intensiv mit der Nahtodforschung. Letztere lieferte die entscheidenden Impulse für seine These. (Froböse 2008)

Auch der bulgarische Professor Dr. Detschko Svilenov hat zu diesem Thema ein empfehlenswertes Buch geschrieben: *Leben nach dem Tod – Was sagen die Wissenschaft, die Religionen und die Bibel?* (Detschko 2012)

Körper und Seele – nur gemeinsam stark

In Anlehnung an die WHO-Definition von „Gesundheit" gilt eindeutig: Man ist nur wirklich ganz gesund, wenn es einem körperlich, seelisch *und* geistig gut geht. Auf dieses komplexe Wechselspiel möchte ich näher eingehen; auch das ist natürlich nur Stückwerk, ich bin kein Wissenschaftler oder Mediziner. Allerdings passt es zu meinen eigenen Erfahrungen.

Die Zitate bis zum Ende dieses Kapitels stammen aus einem Artikel von Jana Hauschild und Claudia Wüstenhagen; ich habe sie hier und da ergänzt.

„Neue Studien offenbaren verblüffende Verbindungen zwischen Körper und Psyche. Nicht nur kann seelisches Leid der Gesundheit schaden, auch der Körper steuert umgekehrt unsere Gefühle. [...]

Die Psyche hat einen immens großen Einfluss auf Erkrankungsrisiken und Heilungsverläufe." – Ärzte beachten diese Zusammenhänge mehr und mehr und behandeln ihre Patienten auch unter diesem Aspekt; für viele Experten ist es aber eine Überraschung, welch eine erstaunliche Macht der menschliche Körper über die Psyche hat. Ein einfaches Beispiel: Wenn Sie sich unbehaglich fühlen, stellen Sie doch mal beide Füße fest auf den Boden, nehmen Sie die Schultern zurück und ziehen Sie den Bauch ein. Was macht das mit Ihnen? Oder: Bei der berühmten Novemberdepression kann es sich lohnen, sich täglich zwanzig Minuten Sonnenlicht oder ersatzweise fünf Minuten Solarium in der Woche zu gönnen. (Lachhaft wenig, meinen Sie? Fünf Minuten Solarium können erfahrungsgemäß zwei Wochen lang die Wintermüdigkeit in Schach halten, ohne die Haut zu stressen.)

„Die Forscher beginnen gerade erst, das ganze Ausmaß zu begreifen. Biochemische Vorgänge in den Organen können Menschen emotional so aus dem Gleichgewicht bringen, dass sie psychisch krank werden. Manch ein psychisches Leiden entsteht womöglich gar in den Tiefen des Darms, vermuten Vertreter einer neuen Forschungsrichtung, der Neurogastroenterologie." – So wird leider auch andersherum ein Schuh draus.

„Auch die experimentelle Psychologie hat den Körper entdeckt und zeigt mit verblüffenden Studien, wie selbst unbewusste Bewegungen unsere Gefühle und Gedanken steuern. [...]

Bereits im Mutterleib formt das seelische Wohl der Schwangeren das Immunsystem ihres Kindes. Durchlebt sie eine Trennung oder andere Stresssituationen, schüttet der Körper Cortisol aus, das über die Plazenta auch in den Körper des Fötus gelangt und dort das Immunsystem verändert. Die betroffenen Kinder leiden dann als Erwachsene eher unter Allergien oder Asthma." – Vielleicht waren es doch nicht nur Ammenmärchen, weshalb man früher Schwangere von Bränden und ähnlichen Katastrophen möglichst fernhielt?

„Manchmal lässt sich die Wirkung der Psyche sogar direkt beobachten, etwa an Wunden: In belastenden Zeiten heilen sie langsamer. Verschwindet der Schorf sonst nach einer Woche, dauert es unter Prüfungsstress fast drei Tage länger. Bei ständig streitenden Ehepartnern kommen etwa vier Tage hinzu."

Psychotherapie für Rückenschmerzpatienten?

Bei jedem dritten Rückenschmerzpatienten ist der Kopf der Grund dafür, dass aus kurzzeitigen Beschwerden jahrelange Leiden werden. Denn Rückenschmerzen werden vor allem dann zum Problem, wenn man sie überbewertet, bei jedem Zwicken einen Arzt aufsucht oder gar das Bett hütet. Wer sich aus Angst vor Schmerzen schon beim ersten Stechen aus gewohnten Alltagshandlungen zurückzieht und sich zu sehr schont, erreicht damit keine Linderung, sondern das Gegenteil: Die Rückenmuskulatur verkümmert und schmerzt schließlich bei Bewegungen noch mehr. Ein

Teufelskreis setzt ein. Manchmal irren Patienten jahrzehntelang vom Hausarzt zum Orthopäden zum Chirurgen zur Physiotherapie zur Osteopathie – ohne Erfolg. Laut einem Report der Krankenkasse DAK kostet dies das Gesundheitssystem jedes Jahr 25 Mrd. €. Ein Viertel davon könnte eingespart werden, wenn die Ärzte vermehrt moderne Therapiemethoden einsetzen würden wie etwa psychologische Schulungen.

Persönliche Erfahrung

Diese Aussagen kann ich aufgrund meiner Berufserfahrung nur unterstreichen. Dazu kommt eindeutig die Eigenverantwortung des Patienten. Man kann vom Arzt nicht erwarten, dass der es schon richten wird. Auch diese Behauptung kann ich aus meiner Berufserfahrung belegen.

Viele Jahre habe ich Rückenschul-Kurse angeboten, die Kursgebühren wurden von den Krankenkassen übernommen. Fast alle Teilnehmer litten bereits unter Rückenproblemen. Es war die absolute Ausnahme, wenn ein Teilnehmer darunter war, der keine Schmerzen hatte. Dabei sollten diese Kurse doch zur Prävention dienen!

Es kam vor, dass Teilnehmer Linderung verspürten, aber nach einem halben Jahr waren sie beim nächsten Kurs wieder dabei. Auf meine Frage, warum sie nochmals mitmachten, kam die Antwort: „Ja, die Schmerzen haben wieder zugenommen." Hakte ich nach, ob die empfohlenen Übungen und das Verhaltenstraining im Alltag angewendet wurden, kam ein „Nein". Die Einstellung, dass alle anderen – Staat, Gesundheitssystem, Ärzte, Therapeuten und so weiter – für unsere Gesundheit zu sorgen haben, steckt immer noch zu sehr in den Köpfen der Menschen.

In meinem Unterricht versuche ich den Teilnehmern bewusst zu machen, dass jeder Mensch für seinen Körper, seine Gesundheit ein großes Maß an Eigenverantwortung trägt.

Ich will den Teilnehmern ein Handwerkszeug an Übungen und Verhaltensweisen mitgeben, das sie unabhängig macht von Therapeuten, Ärzten und vielleicht sogar von Medikamenten.

Ich möchte jeden herausfordern und dazu ermutigen, den „inneren Schweinehund", also nicht förderliche Prioritäten und Trägheit sowie Frustration und Resignation, zu überwinden. Das geht leichter, wenn man sich mit dem eigenen Körper befasst, ihn erforscht und kennenlernt – und achtsam mit ihm umgeht.

Zum Beispiel: Diabetes und Depressionen

Wir alle „profitieren davon, dass Körper und Seele in Forschung und Praxis zusammenwachsen. Dabei nur den Einfluss der Psyche zu berücksichtigen wäre wie-

derum zu kurz gedacht. Denn umgekehrt hat auch der Körper Macht. Körperliche
Erkrankungen können ihrerseits psychische Leiden hervorrufen. [...]
     Beim Diabetes sind Forscher solchen Zusammenhängen auf der Spur. Diabetes
ist nicht nur eine *mögliche Folge* von Depressionen, sondern verdoppelt umgekehrt auch das *Risiko*, depressiv zu werden.

Forscher vermuten, dass Diabetiker
nicht nur unter den Belastungen der Krankheit leiden, sondern dass in ihrem Körper auch Prozesse ablaufen, die sie für Depressionen anfälliger machen. Zum einen
fühlen sich Diabetiker bei einer schlechten Blutzuckereinstellung häufig erschöpft,
sind unkonzentriert und antriebslos. ‚Das kann auf die Stimmung schlagen und
depressive Symptome begünstigen', sagt der Psychologieprofessor Frank Petrak
vom LWL-Universitätsklinikum Bochum, der sich seit Jahren mit der Psyche von
Diabetikern beschäftigt. Zum anderen kann die Krankheit möglicherweise auch zu
Veränderungen im Gehirn führen.
     [...] Bildgebende Untersuchungen an Menschen deuten auf ein reduziertes
Hirnvolumen mancher Diabetiker in bestimmten Arealen wie der Amygdala und
dem Hippocampus hin. Zwar sind dies bislang nur Einzelbefunde, aber sie legen
eines nahe: ‚Angenommen, das Nervenwachstum im Hippocampus ist bei manchen Diabetikern gestört, dann behindert das möglicherweise die Lernfähigkeit',
sagt Petrak. ‚Vielleicht können sie dann weniger gut lernen, schwierige Situationen
zu bewältigen.' Das könnte eine Depression begünstigen. Bislang ist das Speku-
lation. Doch dass körperliche Prozesse psychische Symptome erzeugen können,
ist unstrittig. In manchen Fällen weisen Letztere sogar erst auf ein körperliches
Problem hin.“

Körperliche Ursachen psychischer Störungen

Erich Kasten ist Psychologe und Professor an der Universität Göttingen.
     Dass psychische Störungen auch körperliche Ursachen haben können, hat der
Psychologe schon öfter erlebt. Er beschreibt, dass häufig Menschen zu ihm kommen, „bei denen er keine psychische Störung feststellen kann. ‚Sie hatten eine
glückliche Kindheit, führen eine intakte Ehe, haben gesunde Kinder und einen
prima Job, dennoch können sie sich zu nichts mehr aufraffen', sagt Kasten. Er
schickt sie für ein Blutbild zurück zum Hausarzt – oft finde der dann auch etwas.
     Schon eine Unterfunktion der Schilddrüse kann ähnliche Symptome auslö-
sen wie eine Depression. Eine Überfunktion hingegen ruft mitunter Stimmungs-
schwankungen hervor, die das Leben der Betroffenen gehörig durcheinanderbrin-
gen. Sogar eine Zahnwurzelentzündung könne zu psychischen Symptomen führen,
sagt Kasten. Wenn eine Entzündung unentdeckt bleibt oder länger anhält, kann das
Menschen emotional so aus der Bahn werfen, dass Ärzte sie als psychisch krank

einstufen. Botenstoffe des Immunsystems lösen im Gehirn das typische Krankheitsgefühl aus, das Infizierte zum sozialen Rückzug drängt, sie introvertierter und antriebslos werden lässt. Eigentlich ist das sinnvoll, Kranke gehören schließlich ins Bett. Doch auf Dauer kann es das psychische Gleichgewicht gefährden.

Es gibt zahlreiche solcher körperlicher Ursachen von psychischen Störungen, auch Vitaminmangel oder -überversorgung gehören dazu. ‚Letztlich beruhen ja alle geistigen Prozesse auf einer körperlichen Basis. Da ist es nicht verwunderlich, dass viele organische Störungen sich auch mental bemerkbar machen', sagt Kasten. Nur wisse das eben nicht jeder.

So wie Ärzte häufig versäumten, psychische Ursachen für körperliche Probleme in Betracht zu ziehen, so vermuteten Psychotherapeuten meist nicht, dass körperliche Ursachen hinter psychischen Symptomen stehen könnten, sagt Kasten. [...]

Möglicherweise liegt die Ursache einer psychischen Störung manchmal in einer Körperregion, in der sie kaum jemand vermuten würde: im Darm. ‚Lange Zeit ging man nur davon aus, dass psychosomatische Störungen zu Magen- und Darmerkrankungen führen können. Doch seit einigen Jahren mehren sich Hinweise, dass es auch umgekehrt sein könnte', sagt Peter Holzer, Professor für Experimentelle Neurogastroenterologie an der Medizinischen Universität Graz.

Die Vertreter der noch jungen Disziplin Neurogastroenterologie betrachten den Darm wegen seiner millionenfachen Nervenzellen als eine Art zweites Gehirn. Es empfängt nicht nur Signale aus dem ersten Gehirn, sondern sendet umgekehrt auch Informationen dorthin. Neben den Nervenzellen nehmen so auch Immunbotenstoffe, Darmhormone und Bakterien Einfluss auf das Gehirn – und steuern womöglich Emotionen."

Verbirgt sich hinter der im Volksmund bekannten Aussage „Bauchgefühl" doch mehr?

„‚Noch erstaunlicher sind die Befunde zur Darmflora. Man nimmt heute an, dass Darmbakterien Stoffe bilden, die über das Blut ins Gehirn gelangen und dort emotionale Prozesse verändern können', sagt Holzer. Als Wissenschaftler aus Kanada die Darmflora von Mäusen mit Antibiotika lahmlegten, waren die Tiere deutlich erkundungsfreudiger als zuvor – ein Indiz für verminderte Angst. Holzers Team kam zu ähnlichen Resultaten, allerdings beobachtete es zudem, dass die Mäuse auch Gedächtnisprobleme bekamen.

Viel Wirbel machte eine Studie aus Irland, in der Forscher Mäuse mit einem Probiotikum behandelten. Sie berichteten, die Mäuse seien nach vier Wochen Laktobazillus-Kost [Milchsäurebakterien] weniger ängstlich und depressiv gewesen und hätten zudem mit Stress besser umgehen können. Sogar entsprechende Veränderungen im Gehirn ließen sich nachweisen.

Natürlich legen solche Versuche die Vermutung nahe, dass man über die Ernährung gezielt seine Stimmung beeinflussen kann. ‚Wir wissen immerhin, dass die Ernährungsqualität großen Einfluss auf die Zusammensetzung der Darmflora hat‘, sagt der Neurogastroenterologe Holzer. [...]

[Deswegen] sind Wissenschaftler überzeugt, dass eine gesunde Ernährung die psychische Gesundheit fördert. [...]

Der eigene Körper ist also durchaus ein Schlüssel zum seelischen Glück. Sogar seine Bewegungen tragen dazu bei. Schon länger weiß man, dass körperliche Ertüchtigung der Psyche guttut. Nicht ohne Grund wird Depressiven empfohlen, sich möglichst viel zu bewegen. Sport steigert die Ausschüttung von Endorphinen."

Sicher kann man von Tierversuchen nicht eins zu eins auf den Menschen schließen; auch sind Tierversuche aus ethischer Sicht nicht unbedenklich. Aber diese Beispiele zeigen, dass wir in der Erforschung des Gebildes „Mensch" noch lange nicht alles erkannt haben. Wer weiß, was der technische Fortschritt uns noch an neuen Erkenntnissen zugänglich macht. Bleiben Sie neugierig, das Wunderwerk Ihres Körpers noch mehr zu entdecken und wahrzunehmen – vielleicht wie noch nie.

Wissenschaft und Medizin sehen den Menschen zunehmend als komplexes Wesen mit Körper, Seele und Geist. Diese Ganzheitlichkeit, in der der Mensch geschaffen wurde, wird neu entdeckt und erforscht.

Seien wir gespannt!

Muskeln und Gefühle

Die Gestalt unseres Körpers wird vom Knochenskelett und von der Muskulatur bestimmt. Mehr als 600 Muskeln halten uns Tag und Nacht in Bewegung.

Die Muskulatur ist das motorische Element des Körpers, das durch Zusammenziehen (Kontraktion) und Entspannung unendlich viele, präzis koordinierte Bewegungsmuster erzeugen kann.

Man unterscheidet zwei Muskelarten: Skelettmuskulatur und glatte Muskulatur. Die Skelettmuskulatur hat eine quer gestreifte Struktur, verjüngt sich an beiden Enden und geht in Sehnenfasern über, die an Knochen befestigt sind. Sie ist dem Willen unterworfen und damit steuerbar.

Glatte Muskulatur hat eine glatte Struktur, sie findet sich in Organen wie dem Herzen, dem Darm, der Blase und auch in den Venen. Diese Muskeln können nicht willentlich gesteuert werden. (Der Herzmuskel ist ein Sonderfall, denn er ist quergestreift, aber trotzdem ein unwillkürlicher Muskel.)

Johannes Michalak, Psychologieprofessor an der Universität Hildesheim, hat festgestellt, dass bestimmte Bewegungen oder Haltungen mit Gefühlszuständen assoziiert sind.

Er hat herausgefunden, „dass Menschen sich positive Begriffe besser merken können, wenn sie aufrecht sitzen oder schwungvoll gehen. Sitzen sie dagegen zusammengesunken oder schlurfen vor sich hin, ist ihre Aufmerksamkeit für negative Wörter erhöht. ‚Wenn ich eine positive Haltung einnehme, wird eher das System für die Verarbeitung von positiven Informationen konfiguriert.'

[...] Johannes Michalak will untersuchen, ob ein spezielles Bewegungstraining möglicherweise gegen Depressionen hilft oder Rückfällen vorbeugen könnte. Er hat festgestellt, dass Depressive langsamer und gebeugter gehen als psychisch gesunde Menschen. Das Problem: ‚Wenn man depressiv geht, dann werden auch eher negative Gefühlszustände aktiviert', sagt Michalak. Möglicherweise können Depressive auch deshalb nur so schwer aus ihrer negativen Welt ausbrechen, weil ihr Bewegungsmuster sie darin gefangen hält."

Um Rückfälle zu verhindern, müssen Patienten nicht nur ihre Denkweise verändern, sondern auch lernen, sich wieder anders zu bewegen. Michalak will die Wirkung eines Gehtrainings für Depressive erforschen.

„Dass gezielte Bewegungen kurzzeitig die Stimmung Depressiver heben, hat die Psychologin Sabine Koch im Rahmen ihrer Habilitation an der Universität Heidelberg gezeigt. Koch erforscht die Wirkung des Tanzens bei psychischen Störungen und fand heraus, dass ein israelischer Kreistanz mit ausgeprägten Hüpfbewegungen depressive Symptome von Patienten vorübergehend lindern konnte. [...]

Auch mit Angstpatienten erprobte Koch verschiedene Tanzstile. Bei ihnen wirkten vor allem Wiege-Rhythmen angstreduzierend. ‚Bewegungen von Seite zu Seite, am besten im Dreivierteltakt, lindert Angst am besten', sagt Koch.

[...] Dass Tanzen grundsätzlich positiv auf die Psyche wirkt, ist erwiesen. An der Universität Heidelberg werden Tanzgruppen schon länger eingesetzt, etwa für depressive Mütter und ihre Kinder. Und in der Nachsorge von Brustkrebspatienten und der Behandlung von Schmerz- und Traumapatienten ist die Tanztherapie ebenso wirksam wie bei psychiatrischen und psychosomatischen Störungen, etwa Schizophrenie, Autismus oder Essstörungen. Sie steigert Lebensqualität und Befindlichkeit, lindert Stress und Symptome wie Angst und Depression."

Persönliche Erfahrung

In meiner Berufstätigkeit als Sport- und Gymnastiklehrerin musste und durfte ich all diese oben aufgeführten (scheinbar) neuen Erkenntnisse schon lange erfahren, umsetzen und weitergeben.

In körperlich oder psychisch schweren Zeiten hat mir die Bewegung, die Gymnastik, das Tanzen immer wieder „auf die Beine" geholfen. Oft hat mich das Bewegen auch wieder auf den Boden der Realität zurückgeholt. Dadurch, dass ich das alles selbst am eigenen Körper erfahren und die Wirkung gespürt habe, kann ich das in meinen Kursen weitergeben – ich denke, dass ich die Menschen verstehen und abschätzen kann, was ihnen gerade guttut.

Ich möchte ihnen vermitteln, wie wichtig die richtige Körperhaltung für das Wohlbefinden ist, vor allem für die Psyche. Mein Prinzip: „Egal wie ich mich fühle und wie die Umstände auch sind, ich versuche mit hoch erhobenem Haupt durchs Leben zu gehen. Dazu gehört: Mundwinkel nach oben, Blick geradeaus." Nach meiner Erfahrung kann ich damit meine jammernde Seele überlisten. Durch die aufrechte Haltung erhöht sich als positiver Nebeneffekt mein Muskeltonus, was wiederum meiner Rücken- und Beckenbodenmuskulatur gut bekommt.

Stressfaktoren und Hormone

Unter Stress schüttet der Körper die Hormone Cortisol und Adrenalin aus, daraufhin pumpt das Herz schneller und mit mehr Druck. Der Körper ist auf Aktion eingestellt. An sich ist das nicht schädlich. Dauerbelastung kann jedoch zu chronischem Bluthochdruck führen, der wiederum eine Arterienverkalkung verursachen kann, die eng mit Herzinfarkten verknüpft ist.

Im Extremfall kann der Einfluss der Psyche lebensgefährlich sein: Bei vier von fünf Herzinfarktpatienten war sie ausschlaggebend, schätzen Experten.

Herzleiden und Schwermut sind ein gefährliches Paar. Die Überlebenschancen für Menschen mit Depressionen nach einem Herzinfarkt sind deutlich geringer als für jene, deren Seele nicht leidet. […] Immer mehr Kliniken haben psychokardiologische Stationen, die sich besonders dem Wechselspiel zwischen Herz und Seele zuwenden. (Hauschild et al. 2013)

Leben in Balance

6

Balance – was ist das?

Das Lexikon definiert Balance als mentalen Zustand, charakterisiert durch innere Ruhe und Harmonie. Balance bewirkt einen ausgeglichenen, stabilen Zustand und führt zu einem Gefühl des Gleichgewichts. Balance bedeutet, in Harmonie und im Fluss zu sein.

In der Esoterik tauchen diese Begriffe immer wieder auf. Um diesen Zustand zu erreichen, werden die unterschiedlichsten Praktiken und Methoden angewendet.

Persönliche Erfahrung

Auch ich habe in vielen esoterischen Bereichen versucht, diese innere Ruhe und Zufriedenheit zu finden, leider vergeblich und beinahe mit tragischem Ausgang (Amend 2010).

Natürlich wünscht sich jeder Mensch auf dieser Welt sehnlichst diese Harmonie, diesen inneren Frieden. Wir alle wünschen uns Glück und Zufriedenheit, Geborgenheit, Annahme und Liebe. Wir möchten verstanden werden, was unsere körperlichen und seelischen Bedürfnisse betrifft. Anerkennung, Gesundheit und Wohlstand finden wir erstrebenswert. Alle diese Aspekte gehören zu einem „Leben in Balance". Ein sehr hoher Anspruch. Haben Sie diese Sehnsucht auch in Ihrem Herzen?

© Springer Fachmedien Wiesbaden 2015
A. Amend, *Ein Leben in Balance*, essentials, DOI 10.1007/978-3-658-08446-2_6

Dann, ja dann müsste alles aus dem Gleichgewicht
kommen und die Welt in ein Chaos sich verwandeln,
wenn nicht der nämliche Geist der Harmonie und Liebe sie erhielte,
der auch uns erhält.
Susette Gontard (1769–1802), Hölderlins „Diotima"

Für die heimliche Geliebte des berühmten Dichters Hölderlin war dieses Thema damals schon aktuell.

Von welchem Geist der Harmonie und der Liebe spricht sie wohl? Hoffen wir, dass sie damals den „richtigen" Geist gefunden hat.

Und auch Ihnen, liebe Leser, wünsche ich, dass Sie „den richtigen Geist" finden und in ihm ein Leben in Ihrer persönlichen Balance führen können. Ich wünsche mir, dass meine bisherigen Ausführungen und auch die weiteren Zeilen Ihnen dabei helfen können.

Ein Aspekt, der für ein Leben in Balance unabdingbar ist, sind gesunde Beziehungen und ein Lebensstil der Dankbarkeit. Ich kann vollkommen gesund sein, finanziell gut gestellt sein und Erfolg haben in meinem Beruf – aber wenn meine Beziehung zu meinem liebsten Mitmenschen gestört ist, kann alles andere schnell in den Hintergrund rücken. Jeder von uns hat das in irgendeiner Form schon „am eigenen Herzen" erlebt.

Wichtig oder nichtig?

Was ist im Leben wirklich wichtig? Jeden Tag stehen wir vor der Herausforderung, zu unterscheiden und zu entscheiden: Was ist wirklich wichtig für mich – und wo laufe ich Gefahr, meine Zeit mit Nichtigkeiten zu vergeuden?

Heike Malisic und Beate Nordstrand erzählen in *Lebe leichter* eine kleine Geschichte:

Die Geschichte vom Blumentopf und dem Bier

Ein Philosophie-Professor in einem Hörsaal voller Studenten hatte einige Gegenstände vor sich. Als der Unterricht begann, nahm er wortlos einen großen Blumentopf und begann diesen mit Golfbällen zu füllen. Er fragte die Studenten, ob der Topf nun voll sei. Sie bejahten es.

Dann nahm der Professor einen Behälter mit Kieselsteinen und schüttete diese in den Topf. Er bewegte den Topf sachte und die kleinen Kieselsteine rollten in die Leerräume zwischen den Golfbällen. Dann fragte er die Studenten wieder, ob der Topf nun voll sei. Sie stimmten zu.

Der Professor nahm als Nächstes eine Dose mit Sand und schüttete diesen in den Topf. Natürlich füllte der Sand den kleinsten verbliebenen Freiraum. Er fragte wiederum, ob der Topf nun voll sei. Die Studenten antworteten einstimmig: „Ja.'
Da holte der Professor zwei Dosen Bier unter dem Tisch hervor und schüttete den ganzen Inhalt in den Topf. Der Sand war durchweicht, und die Studenten lachten.

‚Nun', sagte der Professor, als das Lachen langsam abebbte, ,ich möchte, dass Sie diesen Topf als Darstellung Ihres Lebens betrachten. Die Golfbälle sind die wichtigen Dinge in Ihrem Leben: Ihre Familie, Ihre Kinder, Ihre Gesundheit, Ihre Freunde, die bevorzugten, ja leidenschaftlich geliebten Aspekte Ihres Lebens. Falls in Ihrem Leben alles verloren ginge und diese Menschen und Dinge bleiben, würden Sie Ihr Leben trotzdem noch als erfüllt bezeichnen. Die Kieselsteine symbolisieren die anderen Dinge im Leben wie Ihre Arbeit, Ihr Haus, Ihr Auto. Der Sand ist alles andere, die Kleinigkeiten. Falls Sie den Sand zuerst in den Topf geben', fuhr der Professor fort, ,gibt es keinen Platz mehr für die Kieselsteine oder die Golfbälle.

Dasselbe gilt für Ihr Leben. Wenn Sie alle Ihre Zeit und Energie in Kleinigkeiten investieren, werden Sie nie Platz haben für die wichtigen Dinge. Nehmen Sie sich vor den Kleinigkeiten in Acht, die die wichtigsten Aspekte Ihres Lebens in den Hintergrund zu rücken drohen. Spielen Sie mit den Kindern. Nehmen Sie sich Zeit, zum Arzt zu gehen. Führen Sie Ihren Partner zum Essen aus. Es wird immer noch genug Zeit bleiben, um das Haus zu putzen oder eine Überstunde zu machen. Achten Sie zuerst auf die Golfbälle, die Dinge, die wirklich wichtig sind. Setzen Sie Ihre Prioritäten. Der Rest ist nur Sand.

'Einer der Studenten hob die Hand und wollte wissen, wofür denn das Bier stehe.
Der Professor schmunzelte: ‚Ich bin froh, dass Sie das fragen. Das Bier soll Ihnen zeigen: Egal wie schwierig Ihr Leben auch sein mag – es ist immer noch Platz für ein oder zwei Bierchen.' (Zitiert aus: Der lachende Manager 2006)

Setzen wir in unserem Leben die richtigen Prioritäten, unterscheiden wir zwischen dem Wichtigen und dem Unwichtigen.

Nicht weil wir so viel tun, haben wir Stress,
sondern weil wir das Falsche zuerst tun.

Einige Aspekte, die dabei Hilfestellung geben können:

Mich selbst ernst nehmen

Im Blumentopf des Professors stehen die Golfbälle für die wichtigsten Dinge in unserem Leben. Einer dieser Golfbälle sollten unsere eigenen Bedürfnisse sein. Wenn ich mich in diesem Bereich überfahre, kann es zu Ersatzbefriedigungen kommen.

Zu unseren „eigenen Bedürfnissen" gehören neben Ruhe, Zeit für sich selbst und Zeit mit Freunden auch unsere Träume. Haben Sie noch Träume? Oder sind

sie Ihnen in der Hitze des Alltags und in den Wechselfällen des Lebens abhanden-
gekommen?

> Unsere Träume können wir erst verwirklichen,
> wenn wir uns entschließen,
> einmal daraus aufzuwachen.
> Josephine Baker

Wir kennen alle den Ratschlag:

> Träume nicht dein Leben,
> sondern lebe deinen Traum.

Halten Sie doch einen Moment inne und fragen Sie sich: Wie ist das mit meinen
Träumen?
Vielleicht können Sie dazu die Augen schließen und in sich hineinhorchen.

Gaben – Talente – Berufung

Nur wenige Menschen wissen schon als Grundschulkind, wozu sie auf der Welt
sind, und verwirklichen ihre Berufung dann auch geradewegs. Falls Sie nicht zu
diesen Glücklichen gehören: Es ist nie zu spät. Nehmen Sie sich ein ruhiges Stünd-
chen und fragen Sie sich: Wo liegen meine Begabungen, meine Fähigkeiten und
Talente, was macht mir richtig Freude?

> Finde heraus, was deine größte Begabung ist,
> und nutze deine Zeit dazu, sie anzuwenden.
> Ronald Brown

Diese Wahrheit kann eine Hilfe sein, nicht mehr in den Tag hineinzuleben, sondern
das Leben zu nutzen, um Dinge zu verändern und die Zeit auszukosten.

Wenn wir unsere Talente und Gaben einsetzen und fördern, sind wir unserem
Ziel eines Lebens in Balance schon ein großes Stück nähergekommen.

Jeder Mensch hat gute und schlechte Eigenschaften. Unsere Gaben beinhalten
Stärken und Schwächen. Nun gilt es, diese beiden Seiten herauszufinden, die Stärken zu fördern und die Schwächen in den Griff zu bekommen.

Das habe ich nicht zuletzt von Heike Malisic und Beate Nordstrand gelernt. Sie
empfehlen, sich in diesem Findungsprozess auch Fehler zuzugestehen – es sei ganz
normal, dass man jeden Tag so seine kleinen Kämpfe habe. Aber wer seine Stärken
herausgefunden habe, könne seine Schwächen ruhig auch mal ignorieren.

Dieses Sich-selbst-Annehmen käme dann ganz von innen heraus, dann sehe man sich selbst und die Welt liebevoll an und könne sagen: „Das bin ich, zwar nicht mehr, aber ganz bestimmt auch nicht weniger."

Optimist – Pessimist: Zwei extreme Grundhaltungen

Wir Menschen sind alle anders „gestrickt", jeder Mensch ist ein Unikat. Wir wollen zwei extreme Hauptcharaktere betrachten.

Optimist

Optimisten sind lösungsorientiert. Sie glauben an sich und an das, was sie können. Sie sagen sich immer wieder: „Ich kann das schaffen, ich werde das schaffen." Sie glauben daran, dass sie ein Ziel, das sie sich gesetzt haben, auch erreichen und ein Hindernis überwinden können. Sie lassen sich nicht so leicht verunsichern oder davon abhalten.

Nebenbei bemerkt: Ein gesetztes Ziel erreicht zu haben, gibt viel Selbstvertrauen und befähigt, neue Wege zu gehen, neue Projekte in Angriff zu nehmen. Man bekommt das Gefühl, man kann alles erreichen.

Dem Optimisten fällt es leicht, diese Chancen zu ergreifen. Die Entscheidung dazu ist ganz alleine sein eigener Part, niemand nimmt ihm diese Entscheidung ab. Der erste Schritt liegt bei ihm selbst.

Der Optimist hat Mut zum Risiko. Er erkennt, dass Mut nicht die Abwesenheit von Angst, sondern die Erkenntnis ist, dass anderes wichtiger ist als Angst.

Auch Mut zur Leidenschaft ist oft charakteristisch für diese Menschen.

Sie trauen sich, einen leidenschaftlichen Lebensstil zu leben. Je besser sie ihre Leidenschaften und Talente kennen, desto mutiger und freier werden sie. So ist es für sie einfacher, sich einzusetzen, sich auszudrücken und Begabungen und auch Träume auszuleben.

Das macht das Leben eines Optimisten intensiver, leidenschaftlicher und aufregender. Es kommen Licht und Farbe in das Leben.

Man kann dem Leben nicht mehr Tage geben,
aber dem Tag mehr Leben.

Pessimist

Die Eigenschaften und Charakterzüge eines Pessimisten sind sehr konträr zum Optimisten. Er nimmt gerne erst mal das Negative an und hat eher eine grundsätzlich negative Einstellung. Der Pessimist sieht oft alles schwarz. Nimmt dann diese gedankliche Dunkelheit zu, braucht es möglicherweise eine klare Entscheidung, sich davon zu lösen. Oft ist dabei auch eine Hilfe von außen sinnvoll oder nötig.

Egal wie ich bin, es braucht oft Veränderung in meinen Gedanken und meinem Verhalten. Dies ist möglich, aber es ist ein Prozess, der Zeit in Anspruch nimmt und manchmal das ganze Leben andauert.

Die Chemiefabrik unter dem Haaransatz

7

Unser Gehirn besteht aus etwa einer Milliarde (1.000.000.000) „Bäumen", an denen jeweils 70.000 „Äste" wachsen können – Neuronen und ihre Dendriten. Das bedeutet, Sie haben in Ihrem Gehirn Speicherplatz für etwa 3 Mio. Jahre Information!

Eine Vielzahl von Studien macht deutlich, dass bis zu 80 % der physischen und psychischen Erkrankungen unserer Zeit als ein direktes Resultat unseres Gedankenlebens angesehen werden können. Es lässt sich wissenschaftlich tatsächlich belegen, dass Gedanken gemessen werden können, dass sie jeden Bereich unseres Lebens beeinflussen und – das ist das Beste von allem – dass das Gehirn sich tatsächlich auch zum Besseren verändern kann.

Dr. Caroline Leaf, Neurowissenschaftlerin aus den USA, hat auf dem Gebiet der Kommunikationspathologie promoviert und ist Spezialistin für Neuropsychologie. Seit drei Jahrzehnten erforscht sie die Verbindung zwischen Denken und Gehirn. In ihrer klinischen Praxis in der Kommunikationspathologie entwickelte sie Werkzeuge und Prozesse, die Menschen helfen, ihr Denken und daraufhin auch ihr Verhalten weiterzuentwickeln und zu verändern. Ihre wissenschaftlich fundierte Gedanken-Technik hat Patienten mit Gehirntraumata, Lernbeeinträchtigten, emotional Traumatisierten und Tausenden junger Studierenden geholfen, ihr Leben zum Guten zu wenden und ihr Potenzial zu nutzen.

In ihrem Buch *Wer hat mein Gehirn ausgeschaltet? Toxische Gedanken und Emotionen überwinden* beschreibt Dr. Leaf neue Erkenntnisse der Gehirnforschung und wie wir sie nutzen können. Ein wichtiges Thema sind dabei die Auswirkungen von guten und von schlechten Gedanken.

© Springer Fachmedien Wiesbaden 2015
A. Amend, *Ein Leben in Balance*, essentials, DOI 10.1007/978-3-658-08446-2_7

Was denke ich?

Toxische [giftige] Gedanken sind Gedanken, die negative und angstvolle Gefühle auslösen, welche wiederum biochemische Substanzen produzieren, die den Körper in Stress versetzen. Sie sind sowohl in deinem Verstand als auch in deinen Körperzellen gespeichert.

Dr. Leaf weiter: „Gedanken sind im Grunde elektrische Impulse, chemische Substanzen und Nervenzellen. [...] Das bedeutet, dass dein Verstand und dein Körper wirklich von Natur aus miteinander verbunden sind und diese Verbindung beginnt mit deinen Gedanken. [...] Genau genommen hast du für jede Erinnerung eine entsprechende Emotion, die damit verbunden ist und die in deinem Gehirn und als Kopie in deinen Körperzellen gespeichert ist. [...]

Aus diesem Grund stehen Feindseligkeit und Zorn ganz oben auf der Liste der toxischen Gefühle. [...] Diese negativen Gedanken werden von Angst angetrieben. Genau genommen zeigt die Forschung, dass Angst mehr als 1400 bisher bekannte körperliche und chemische Reaktionen auslöst. Diese aktivieren zusammengenommen mehr als 30 verschiedene Hormone und Neurotransmitter, die den Körper in einen rasenden Zustand versetzen (Leaf 2013, S. 23–37, 36, 45)."

Über das Herz schreibt Dr. Caroline Leaf:

Toxischer Stress wirkt sich deshalb besonders massiv aus, weil das Herz nicht einfach eine Pumpe ist. Es ist eigentlich eher ein weiteres Gehirn. [...] Es gibt mindestens 40.000 Neuronen (Nervenzellen) im Herzen (Leaf 2013, S. 49–50).

Zum Immunsystem:

Groll, Bitterkeit, Unvergebenheit [die bewusste oder unbewusste Weigerung, erlittenes Unrecht zu vergeben; Nachtragen, Unversöhnlichkeit] und Selbsthass sind nur einige der toxischen Gedanken und Emotionen, die auch Störungen des Immunsystems auslösen können.

Die Wissenschaft beweist ganz klar eine Verbindung zwischen deinen Gedanken und Emotionen und deinem körperlichen und psychischen Wohlbefinden.

Sie rät: „Wenn du es schaffst, dass deine Gedanken lebensspendend und nicht lebensbedrohend sind, wirst du viel seltener unter körperlichen Gebrechen und Krankheiten leiden (Leaf 2013, S. 51, 55)."

Über den Hypothalamus schreibt Dr. Leaf:

Der Hypothalamus wird oft als das „Gehirn" des Hormonsystems bezeichnet. Er kontrolliert unter anderem Durst, Hunger, die Körpertemperatur und die Reaktion deines Körpers auf dein Gefühlsleben. Der Hypothalamus ist wie ein pulsierendes Herz, das auf deine Emotionen und dein Gedankenleben reagiert und zum Großteil beeinflusst, wie du emotional und intellektuell funktionierst (Caroline 2013,S. 71).

Am Ende des Buches gibt Dr. Leaf eine Anleitung, wie man seine Gedanken erneuern und die durch negative Gedanken entstandenen toxischen Substanzen aus Gehirn und Körper entfernen kann. Das ist ein spannendes Thema, erleben wir doch so oft, dass uns die Vergangenheit wieder einholen will und wir es nicht schaffen, uns mit unserer Biografie auszusöhnen. Doch gerade das gehört unbedingt dazu, um mit sich und in sich in Frieden zu leben.

Vergeben oder Nachtragen?

Nachtragen, Unversöhnlichkeit, Nicht-vergeben-haben – im Buch „Unvergebenheit" genannt – ist nach Dr. Leaf eine Quelle „toxischer Gedanken". Wir kennen das alle: Bestimmte Erfahrungen und Erinnerungen beschäftigen uns immer wieder. Sie nagen in uns. Eine dumme Bemerkung von jemandem, eine verletzende Handlung, ein schreckliches Erlebnis können belasten und blockieren. Jeder Mensch erfährt im Laufe seines Lebens unweigerlich solche Dinge.

Persönliche Erfahrung

Mir fiel es nicht schwer nachvollziehen, was Dr. Leaf beschreibt – sie kann es sogar messen: Wenn ich mich über jemanden oder über etwas ärgere, kann ich das seelisch und auch körperlich spüren, „es macht etwas mit mir". Aber ich durfte auch erfahren, wie heilsam und befreiend es ist, diese vergiftenden Gedanken zu bereinigen und für immer zu beseitigen. Ich persönlich habe die Entscheidung getroffen, zunächst mir selbst und dann auch allen anderen zu vergeben, die mich bewusst oder unbewusst verletzt haben. Als ich meine Biografie schrieb, war das für mich die Gelegenheit, mich mit meiner Vergangenheit auszusöhnen und nicht mehr nachtragend zu sein.

Es kann *sehr* befreiend sein, Themen anzugehen, die einem schon lange „im Magen" liegen. Auch wenn man sie seit Jahren und Jahrzehnten „unter den Teppich gekehrt" hat. Natürlich fällt das nicht immer leicht. Es braucht Mut, meist braucht es auch vertrauenswürdige und kompetente Gesprächspartner, und wir müssen uns dazu entscheiden – und dann stellt es uns vor neue Entscheidungen, die aber lohnend und fruchtbar sind. Da ist zunächst einmal die Entscheidung, denen zu vergeben, die uns Unrecht getan haben; damit hören wir auf, des Schicksals Justizwesen und Vollzugsbeamter zu sein – und so werden wir frei und können weitere Entscheidungen treffen. Dieser Prozess tut meiner Seele und im Endeffekt damit auch meiner Gesundheit sehr gut.

Was rede ich?

Ganz eng mit unseren Gedanken hängt zusammen, was ich ausspreche. Was denke und rede ich über andere, über Alltags- und Lebenssituationen und vor allem über mich selbst?

> Achte auf deine Gedanken,
>   denn sie werden Worte!
> Achte auf deine Worte,
>   denn sie werden Gewohnheiten!
> Achte auf deine Gewohnheiten,
>   denn sie werden zu deinem Charakter!
> Achte auf deinen Charakter,
>   denn er wird dein Schicksal!

Diese alte Lebensweisheit fasst wunderbar zusammen, was Gedanken und Worte bewirken können und welche Wirkung sie auf unser gesamtes Leben haben können.

Es würde sich sicher lohnen, vor dem Reden kurz innezuhalten und zu überlegen, was wir da gerade sagen wollen – für manche Zeitgenossen sicher keine leichte Übung.

Was glaube ich?!

„Glaube versetzt Berge." Wir alle kennen dieses Sprichwort, es stammt übrigens aus der Bibel. Noch so eines: „Wer's glaubt, wird selig!"

Wem und was glaube ich? Glaube ich meinen Prägungen, glaube ich das, was die Allgemeinheit sagt? Glaube ich den Überzeugungen anderer, glaube ich den Medien oder anderen Menschen?

Zum Glauben gehört Vertrauen. Ich kann erst dann fest an etwas glauben, wenn auch eine Vertrauensbasis da ist.

Glauben und Vertrauen setzen gute, wohltuende chemische Stoffe frei, die den Körper beruhigen und beleben. Zu den Emotionen, die auf Glauben basieren, gehören Liebe, Freude, Frieden, Freundlichkeit, Sanftmut, Selbstbeherrschung und Geduld.

Kurt Osswald schreibt in der *Z für Zukunft*:

> Der Wiener Gehirnforscher Raphael Bonelli (Dozent an der Wiener Sigmund Freud Universität) und der Psychiater Harold G. Hoenig (Leiter des Center of Spirituality, Theology and Health an der Duke University in den USA) haben vor nicht allzu langer Zeit einen großangelegten weltweiten Studienvergleich angestellt, um zu zeigen,

wie Glaube und Gesundheit zusammenspielen. ‚Wäre Glaube eine Pille, wäre sie heute wohl als Medikament zugelassen', so Bonelli. Untersucht wurden alle Forschungsarbeiten über Auswirkungen des Glaubens in Bezug auf psychische Gesundheit, die seit 1990 weltweit in den bedeutendsten Fachzeitschriften erschienen sind. 72 % der Studien belegen, dass die psychische Gesundheit eines Menschen mit dem Maß seiner religös-spirituellen Betätigung zusammenhängt. Das eindeutige Ergebnis war für die beiden Forscher überwältigend: Die Schutzfunktion durch Glauben sei teilweise äußerst stark, vor allem bei Sucht, Depression und Suizidgefährdung. Aber auch bei Demenzerkrankungen hatten die Gläubigen die besseren Ergebnisse (Das Ergebnis wurde im *Journal of Religion and Health* veröffentlicht). (Osswald 2014).

Übrigens
Diese „Pille" hat keine Nebenwirkungen!

Tipps für den Alltag 8

Zum Abschluss noch einige Tipps, die ich selbst ausprobiert habe und mit Erfolg anwende:

- Morgens ein Glas lauwarmes Wasser ohne Kohlensäure trinken. Sie können etwas Apfelessig oder Zitrone hineinmischen.
- Kurze Morgengymnastik.
- Bei Abnehmen oder Fasten genügend trinken, damit die Giftstoffe ausgeschwemmt werden können und der Körper nicht übersäuert.
- Vor dem Essen ein Glas Wasser trinken, um den ersten Heißhunger zu stillen.
- Nicht ohne Hungergefühl essen.
- Für eine geregelte Darmtätigkeit sorgen – also reichlich trinken und viel Obst und Gemüse essen, um die Darmtätigkeit anzuregen und Verstopfung zu vermeiden. (Optimal ist, den Darm vor der nächsten großen Mahlzeit zu entleeren.)
- Nicht Bequemlichkeit, sondern Sportlichkeit erzeugt ein Gefühl der Leichtigkeit.
- Regelmäßige Bewegung intensiviert die Gedächtnisleistung (Sport ab Kindesalter).
- *„Es ginge uns besser, wenn wir mehr gingen"* (Beate Nordstrand).
- Viel frische Luft bei Tageslicht (Sonne); Licht erhöht unseren Serotoninspiegel („Glückshormon").
- Immer wieder Momente der Entspannung in den Tagesablauf einbauen.
- Achten Sie auf Ihre Worte, denn Worte haben Macht.
- Dankbarkeit und Vergebung als Lebensstil pflegen.

© Springer Fachmedien Wiesbaden 2015
A. Amend, *Ein Leben in Balance*, essentials, DOI 10.1007/978-3-658-08446-2_8

Schluss

Es ist mein inniger Wunsch, etwas beitragen zu können, damit Sie in Ihrem Leben Ihre persönliche Balance finden. Wenn Sie, liebe Leser, aus diesem Buch wertvolle Erkenntnisse für Ihr eigenes Leben gewinnen konnten und auch nur einige dieser zahlreichen Gedanken, Anregungen und Impulse umsetzen können, freue ich mich sehr.

Bei Rückfragen oder Anregungen, oder wenn Sie mir mitteilen möchten, wie dieses Buch Ihnen geholfen hat, können Sie gern mit mir in Kontakt treten.

© Springer Fachmedien Wiesbaden 2015   51
A. Amend, *Ein Leben in Balance*, essentials, DOI 10.1007/978-3-658-08446-2

Was Sie aus diesem Essential mitnehmen können

- Gesundheit ist das Ergebnis des komplexen Zusammenspiels von Körper und Seele – Sie können es beeinflussen.
- Finden Sie die gesunde Balance zwischen Leibfeindlichkeit und Narzissmus, zwischen Bewegungsmangel und Sportsucht.
- Wissenschaftliche Erkenntnisse alltagstauglich aufbereitet, persönliche Erfahrungen der Autorin, Zitate und Anregungen zur Lebensgestaltung ermutigen dazu, Leib und Seele Gutes zu tun.

© Springer Fachmedien Wiesbaden 2015   53
A. Amend, *Ein Leben in Balance*, essentials, DOI 10.1007/978-3-658-08446-2

Literatur

Amend, Angelika. 2010. *Der Kampf um meine Seele*. Basel: Brunnen.

Bader, Hermann. o. J. Was ist die Seele? http://www.baderbuch.de/seele/1__Was_ist_die_Seele/1__was_ist_die_seele.html. Zugegriffen: 1. Sept. 2014.

Der lachende Manager (Internet-Newsletter). 2006. In *Lebe leichter, 83ter*, Hrsg. Heike Malisic und Beate Nordstrand. Wuppertal: R. Brockhaus Verlag

Froböse, Ralf. 2008a. *Die geheime Physik des Zufalls. Quantenphänomene und Schicksal.* Norderstedt: Verlag BoD.

Froböse, Ralf. 2008b. *Die Seele existiert auch nach dem Tod*. Die Welt, 25.04.2008. http://www.welt.de/wissenschaft/article1938328/Die-Seele-existiert-auch-nach-dem-Tod.html. Zugegriffen: 1. Sept. 2014.

Gitt, Werner. 2003. *Faszination Mensch, 8*. Bielefeld: CLV (Die Schreibweise wurde den gültigen Rechtschreibregeln angepasst. Wiedergabe mit freundlicher Erlaubnis).

Hauschild, Jana, und Claudia Wüstenhagen. 2013. ZEIT Wissen Nr. 03/2013. http://www.zeit.de/zeit-wissen/2013/03/koerper-psyche-gefuehle-gesundheit. Zugegriffen: 2. Sept. 2014.

Leaf, Caroline. 2013. *Wer hat mein Gehirn ausgeschaltet?*, 16r h. Bad Salzuflen: Der Überwinder Verlag.

Osswald, Kurt. 2014. Glaube macht gesund. In „Z" für Zukunft – Was macht krank? Was gesund? (Mai/Juni 2014), 21. Adelberg. www.ZwieZukunft.de (Wiedergabe mit freundlicher Erlaubnis).

Svilenov, Detschko. 2012. *Leben nach dem Tod: Was sagen die Wissenschaft, die Religionen und die Bibel?* Sofia: Obrasovanie i Nauka.

Tegtbur, Uwe. Niedersächsisches Ärzteblatt 11/13 – Klinik und Praxis. www.haeverlag.de/nae/n_beitrag.php?id=4202. Zugegriffen: 1. Sept. 2014.

Weiß, Michael. 2014. Essen Sie sich gesund?! In „Z" für Zukunft – Was macht krank? Was gesund? (Mai/Juni 2014), 40–43. Adelberg. www.ZwieZukunft.de. (Hervorhebungen hinzugefügt Wiedergabe mit freundlicher Erlaubnis).

© Springer Fachmedien Wiesbaden 2015

A. Amend, *Ein Leben in Balance*, essentials, DOI 10.1007/978-3-658-08446-2